ぐっすり眠れる、美人になれる！

読むお風呂の魔法

小林麻利子

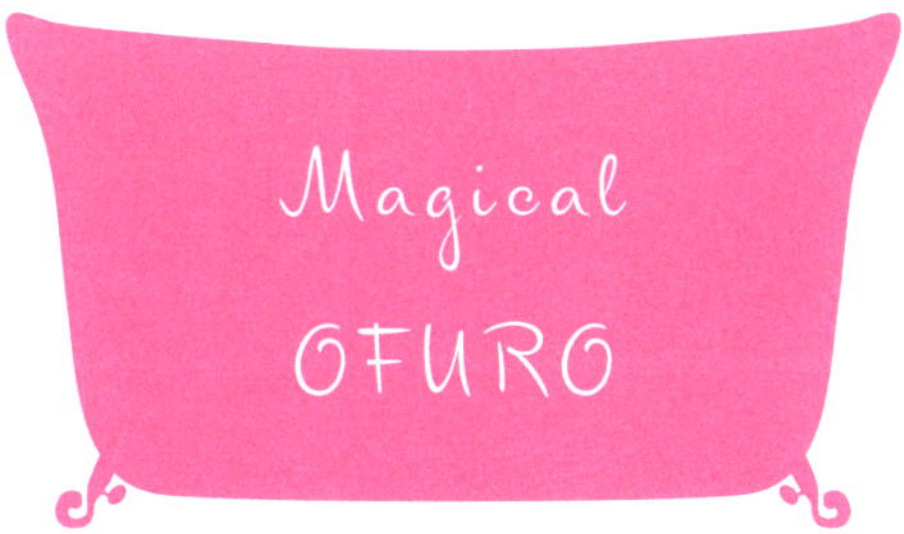

JN232058

はじめに

「疲れやすい」
「なかなかやせない」
「いつもイライラしている」
「生理痛がひどい」

生活習慣改善サロン「Flura」には、10代から60代まで幅広い年齢層の女性が、こうしたさまざまな不調を訴えて来られます。

最初にお会いしたときは、どなたも体や心にどこか重いものをかかえて「どうにかしたい」「体がつらくて」と涙ながらにお話しされます。

そこで、まず私がお渡しするのが、お風呂のお湯の温度を測る「**水温計**」。

「お湯が**40度**になっているかどうか水温計で確認して、毎日**湯ぶねに15分**はつかってくださいね」

そうすると、次にいらしたときは、どなたも「体があたたまって、よく眠れるようになりました」と、**まるで別人のようにスッキリ**。

毎日40度のお湯にしっかりつかっただけで、熟睡できるようになり、**体も心も上向き**になったのです。

私自身も、20代のころは仕事をがんばりすぎて、不調のオンパレード。「これではいかん」とお風呂にきちんと入ったところ、自律神経がととのい、眠りが深くなり、運動なしで8kgやせ、丈夫な体になりました。

お風呂に正しく入れば、体は簡単に変わります。この本では、**科学的根拠に基づいた正しいお風呂の入り方**について、たっぷりご紹介します。

この本を読んだら、ぜひきょうから新しいお風呂習慣を始めてください。悩んでいても解決にはなりません。「悩む」から「考える」にシフトして「行動」することで、ゴールは見えてくるのです。

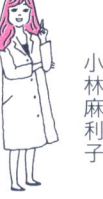

小林麻利子

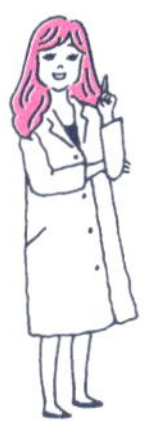

その不調、もしかしたら「お風呂の入り方」のせいかも!?

重大な病気じゃないけれど、いつも何となく調子が悪い。
その原因は、ひょっとするとお風呂にあるのかもしれません。

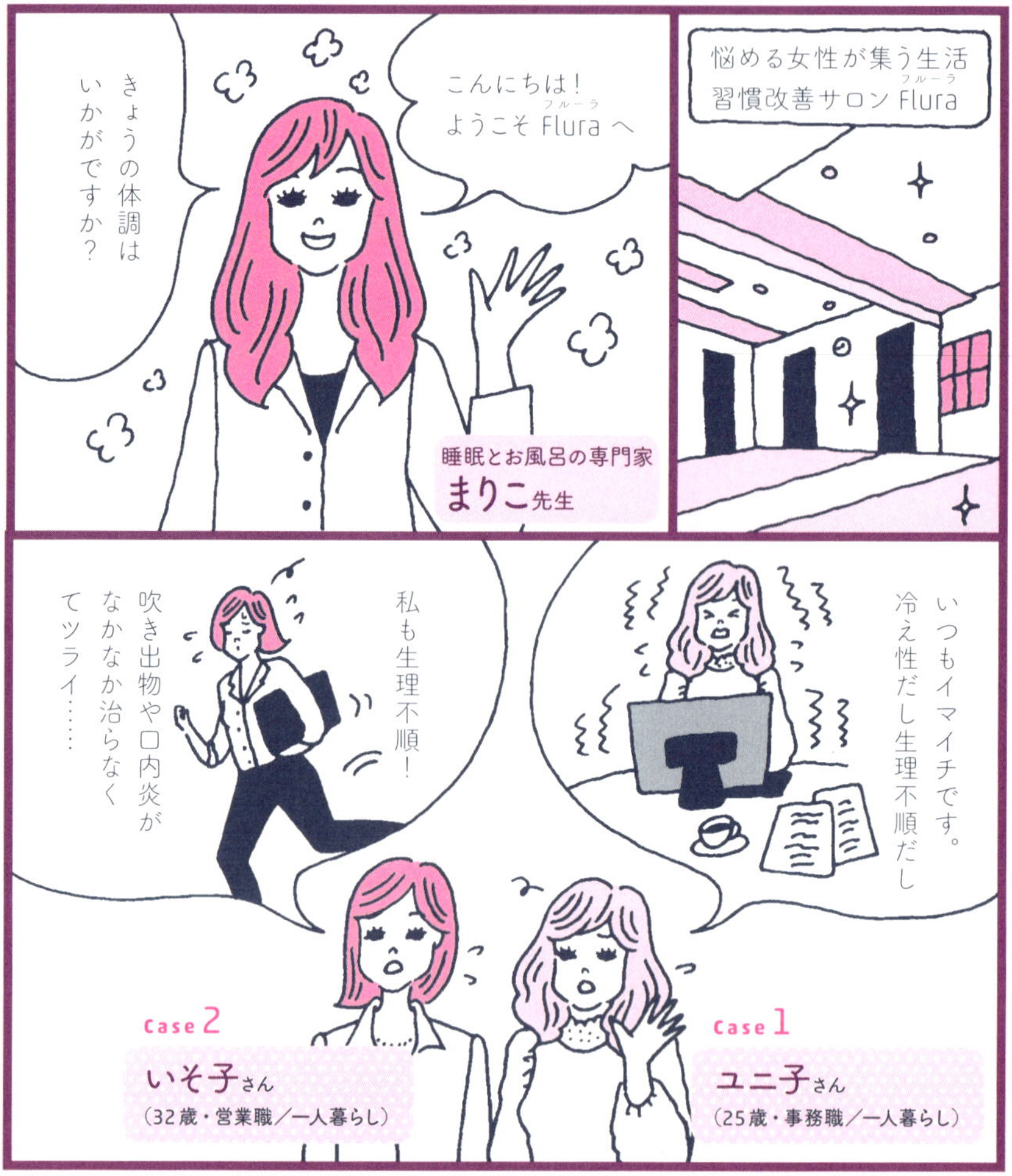

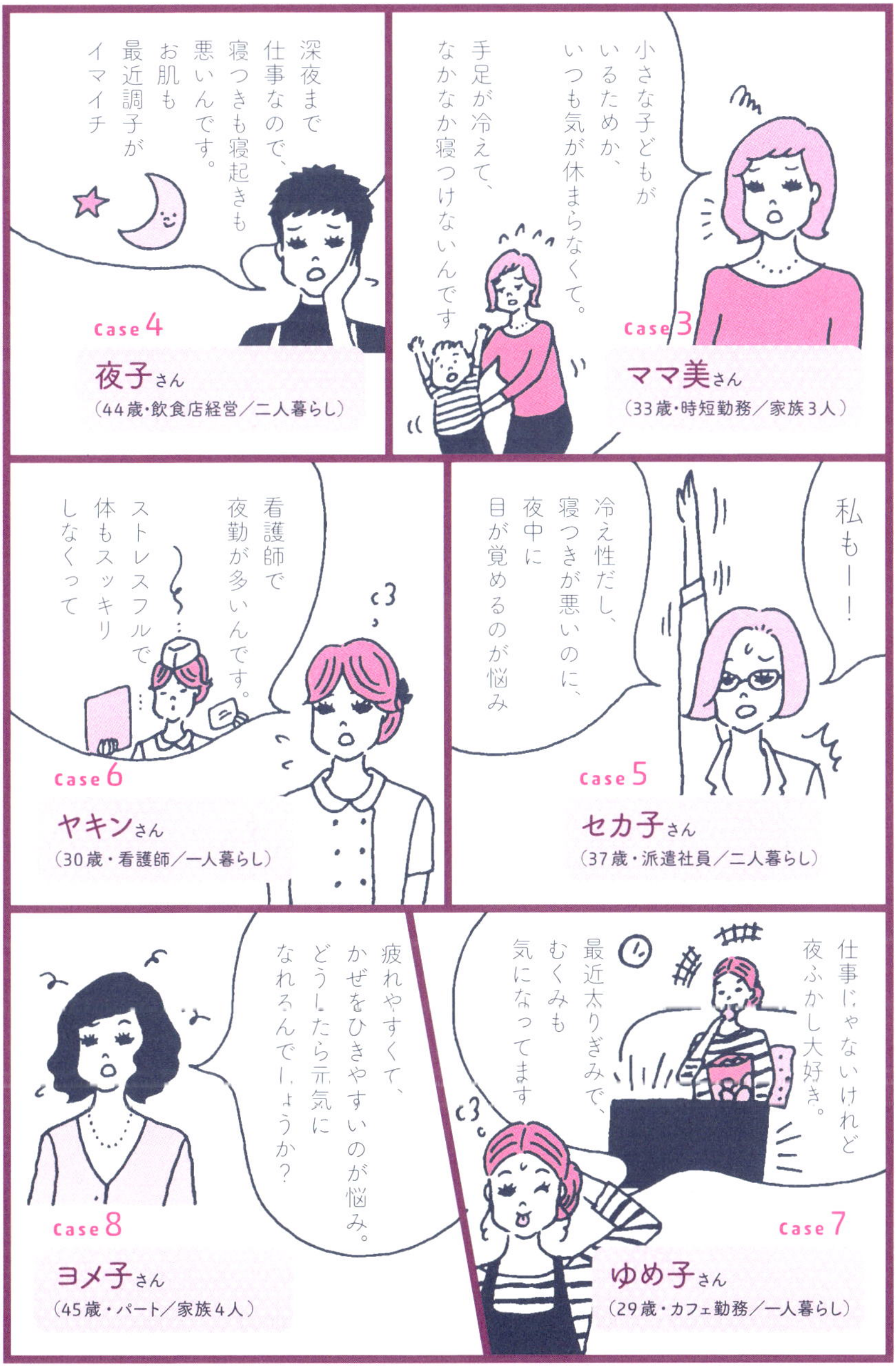
小さな子どもがいるためか、いつも気が休まらなくて。
手足が冷えて、なかなか寝つけないんです
case 3
ママ美さん
（33歳・時短勤務／家族3人）
深夜まで仕事なので、寝つきも寝起きも悪いんです。お肌も最近調子がイマイチ
case 4
夜子さん
（44歳・飲食店経営／二人暮らし）
私もー！
冷え性だし、寝つきが悪いのに、夜中に目が覚めるのが悩み
case 5
セカ子さん
（37歳・派遣社員／二人暮らし）
看護師で夜勤が多いんです。ストレスフルで体もスッキリしなくって
case 6
ヤキンさん
（30歳・看護師／一人暮らし）
仕事じゃないけれど夜ふかし大好き。最近太りぎみで、むくみも気になってます
case 7
ゆめ子さん
（29歳・カフェ勤務／一人暮らし）
疲れやすくて、かぜをひきやすいのが悩み。どうしたら元気になれるんでしょうか？
case 8
ヨメ子さん
（45歳・パート／家族4人）

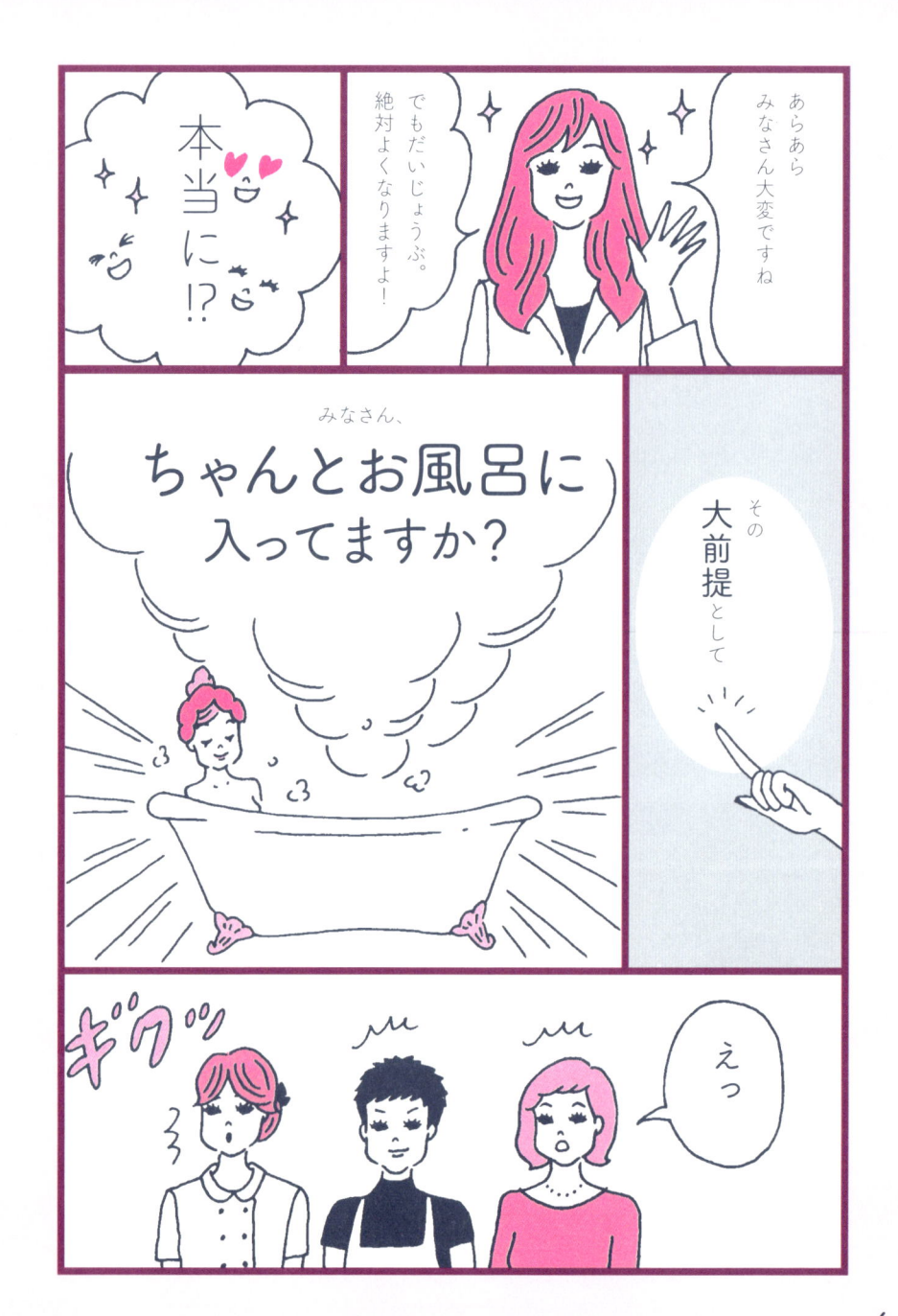

あらあら みなさん大変ですね
でもだいじょうぶ。絶対よくなりますよ！
本当に⁉
その大前提として
みなさん、ちゃんとお風呂に入ってますか？
えっ
ギクッ

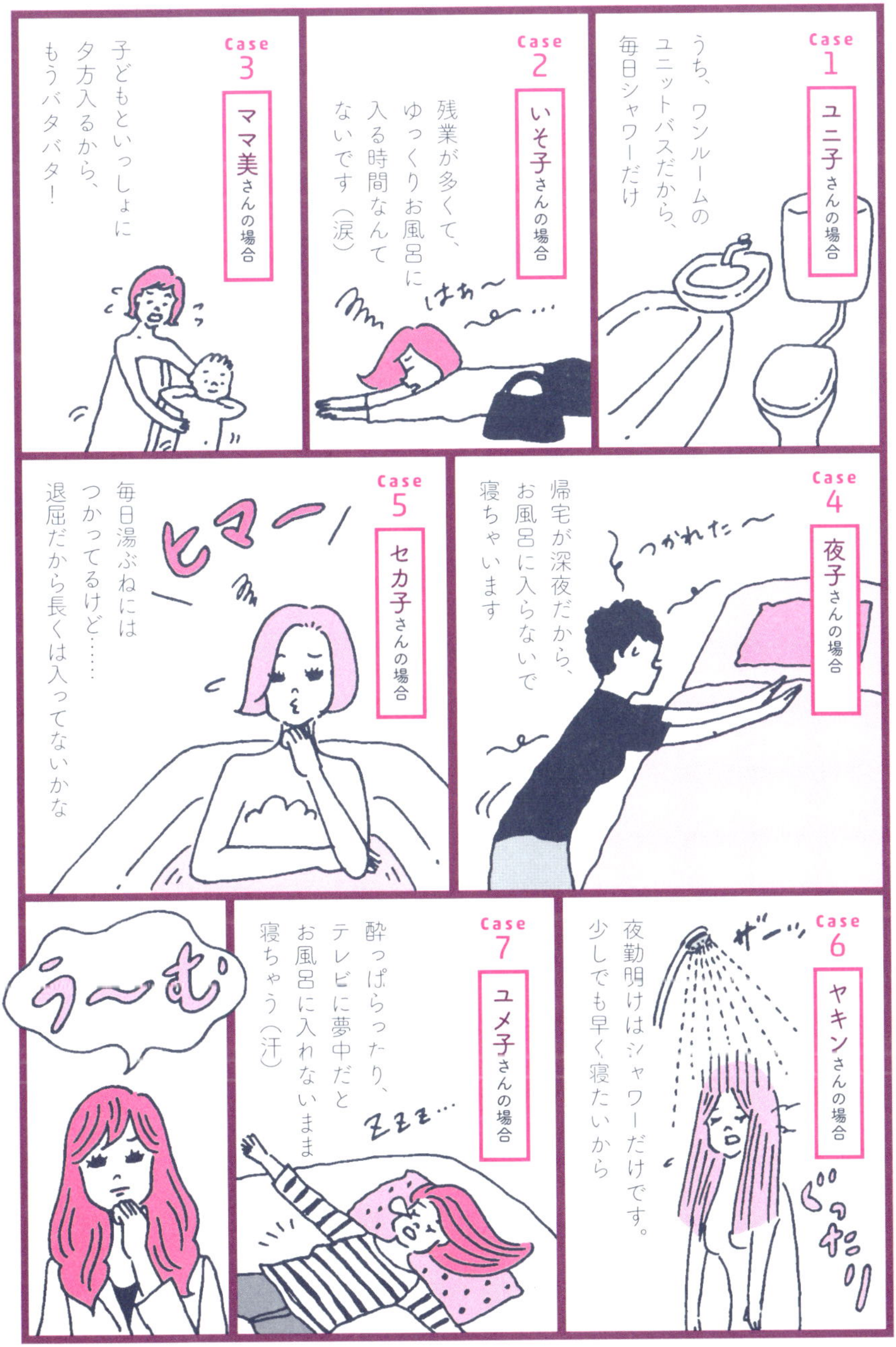
Case 1
ユニ子さんの場合
うち、ワンルームのユニットバスだから、毎日シャワーだけ
Case 2
いそ子さんの場合
残業が多くて、ゆっくりお風呂に入る時間なんてないです（涙）
はぁ〜…
Case 3
ママ美さんの場合
子どもといっしょに夕方入るから、もうバタバタ！
Case 4
夜子さんの場合
帰宅が深夜だから、お風呂に入らないで寝ちゃいます
つかれた〜
Case 5
セカ子さんの場合
毎日湯ぶねにはつかってるけど……退屈だから長くは入ってないかな
ヒマー
Case 6
ヤキンさんの場合
夜勤明けはシャワーだけです。少しでも早く寝たいから
ザー
ぐったり
Case 7
ユメ子さんの場合
酔っぱらったり、テレビに夢中だとお風呂に入れないまま寝ちゃう（汗）
Zzz…
う〜む

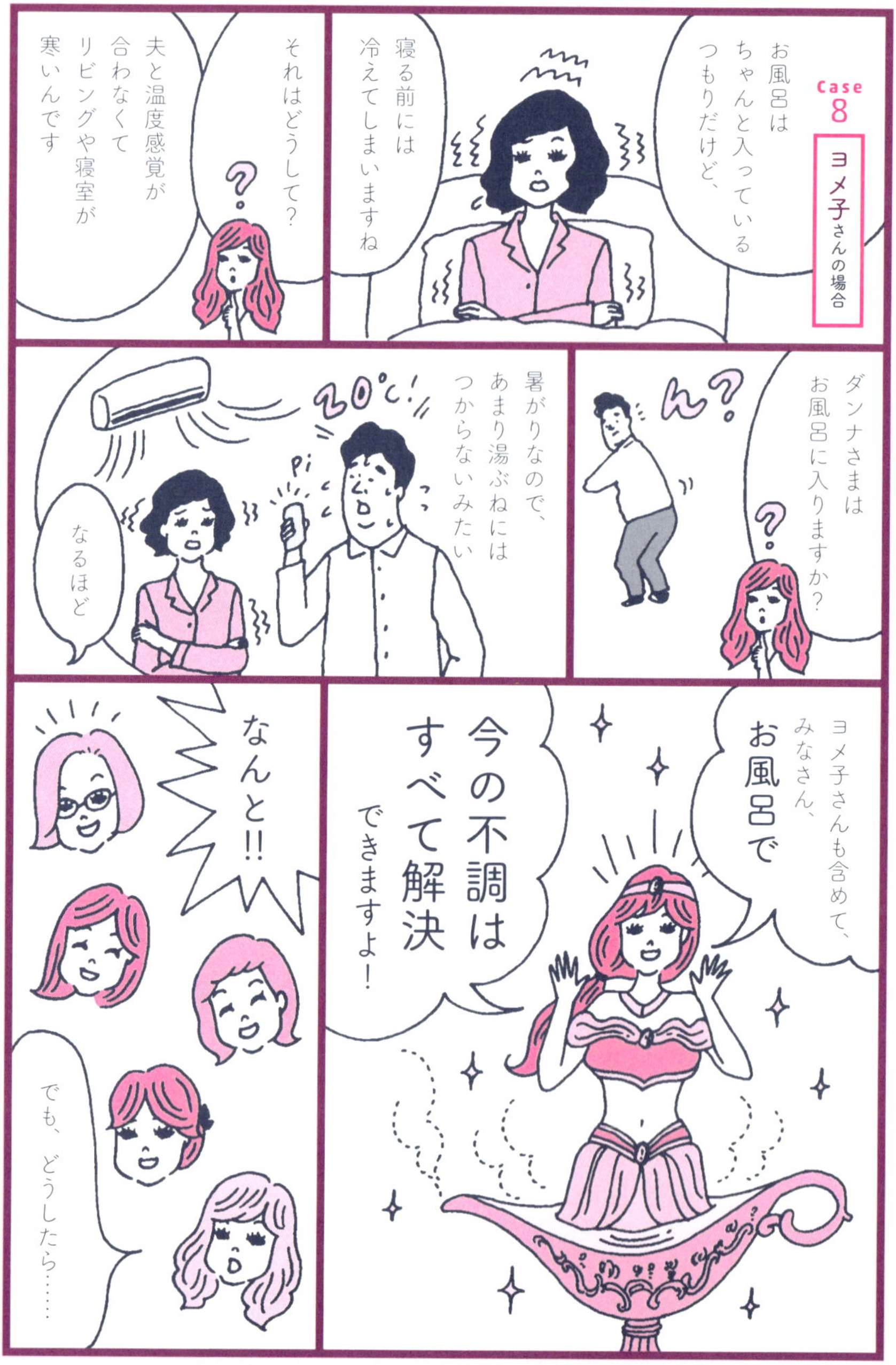

Case 8
ヨメ子さんの場合
お風呂はちゃんと入っているつもりだけど、
寝る前には冷えてしまいますね
それはどうして？
夫と温度感覚が合わなくてリビングや寝室が寒いんです
ダンナさまはお風呂に入りますか？
ん？
暑がりなので、あまり湯ぶねにはつからないみたい
20℃!
Pi
なるほど
ヨメ子さんも含めて、みなさん、お風呂で
今の不調はすべて解決できますよ！
なんと!!
でも、どうしたら……

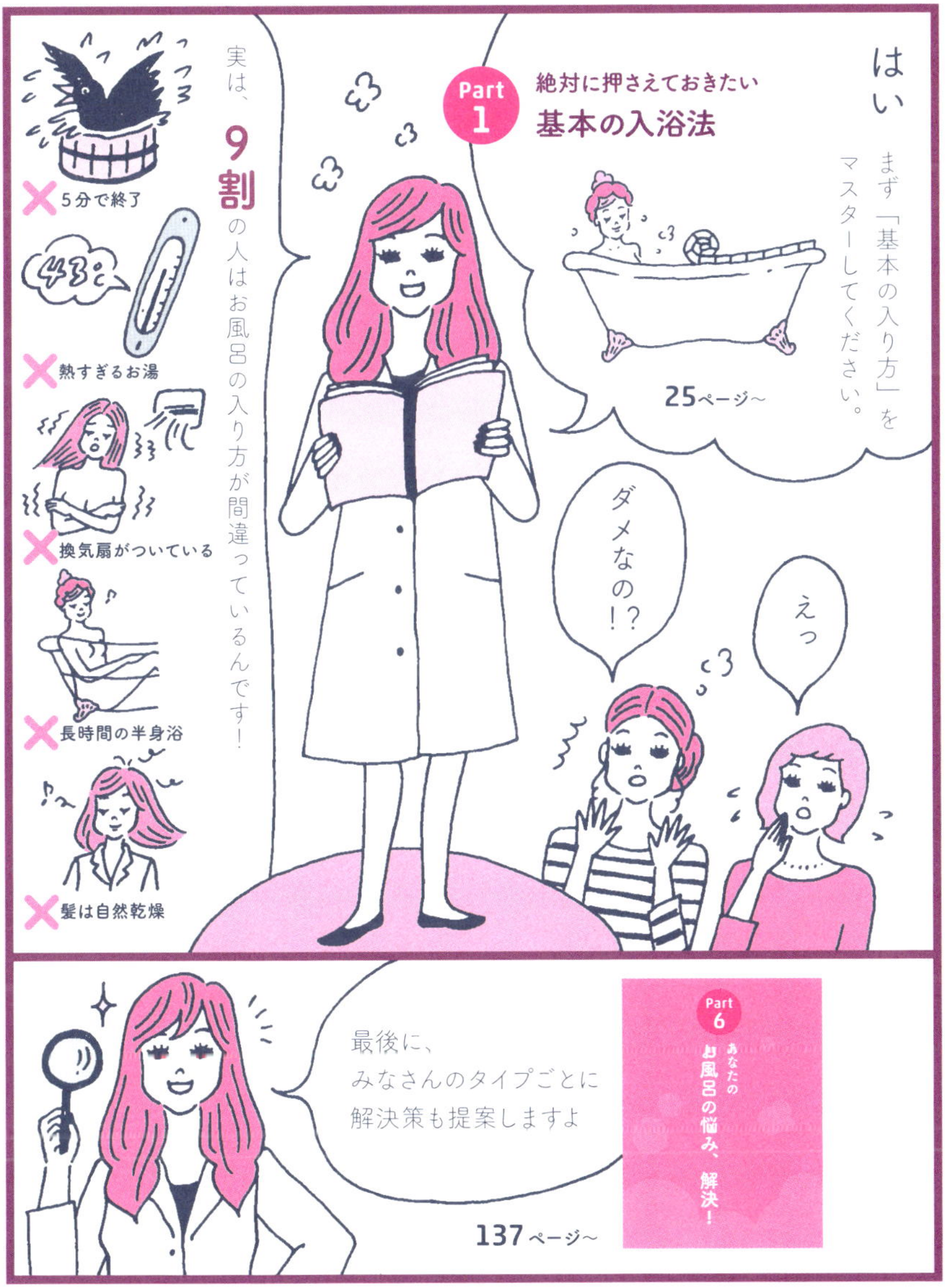

はい
まず「基本の入り方」をマスターしてください。
Part 1
絶対に押さえておきたい
基本の入浴法
25ページ～
実は、9割の人はお風呂の入り方が間違っているんです！
5分で終了
43℃
熱すぎるお湯
換気扇がついている
長時間の半身浴
髪は自然乾燥
えっ
ダメなの!?
最後に、
みなさんのタイプごとに
解決策も提案しますよ
Part 6
あなたの
お風呂の悩み、解決！
137ページ～

次のページであなたの「**お風呂タイプ**」を診断しよう！

あなたは誰に近い？

「お風呂タイプ」診断

Case 1

一人暮らしだから お湯をためるのが面倒！

ユニ子さん（25 歳・事務職／一人暮らし）

□ユニットバスで毎日ほぼシャワー
□浴槽にお湯をためるのが面倒
□追いだき機能がない
□湯冷めしやすい

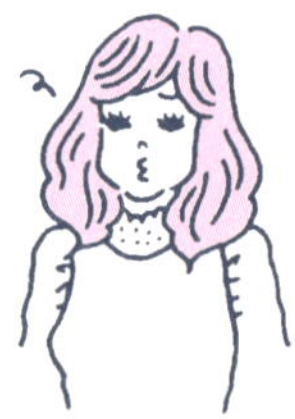

→解決策は136ページ

Case 2

仕事が忙しすぎて 湯ぶねにつかる時間がない

いそ子さん（32 歳・営業職／一人暮らし）

□仕事が忙しくて入浴はシャワーのみ
□お風呂より睡眠時間を優先したい
□寝る前に手足が冷たく、眠りにくい日も多い
□バタンと失神するように眠る日もある
□帰宅後、夜遅くに夕食をとる

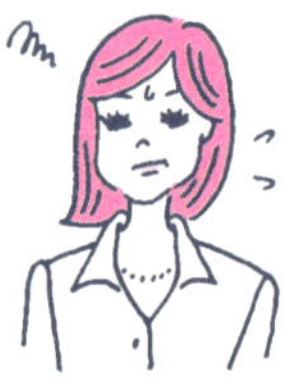

→解決策は138ページ

Case 3

小さな子どもがいるから ゆっくり入れない

ママ美さん（33 歳・時短勤務／家族 3 人）

□子どもがいてゆっくりお風呂に入れない
□入浴してから就寝までに2時間以上たつ
□自分一人の時間がない

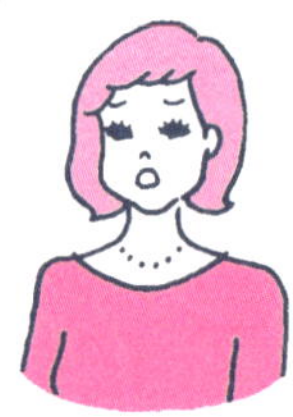

→解決策は140ページ

Case 4

深夜帰宅だから お風呂はムリ

夜子さん（44 歳・飲食店経営／二人暮らし）

□帰宅が深夜を過ぎる
□帰宅後すぐに寝る
□帰宅後はシャワーのみ
□朝、湯ぶねにつかる
□パートナーに朝、起こされる

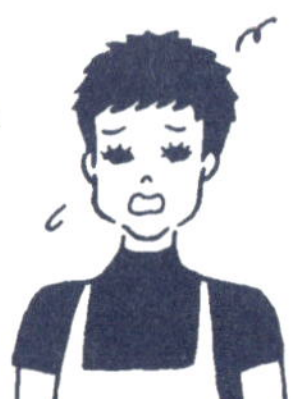

→解決策は142ページ

あてはまるチェック項目が多いケースが、あなたのお風呂タイプ。
1つでもチェックがついたら、解決策のページを参考にお風呂改革を！

Case 5

せっかちな性格でお風呂に長く入れない

セカ子さん（37歳・派遣社員／二人暮らし）

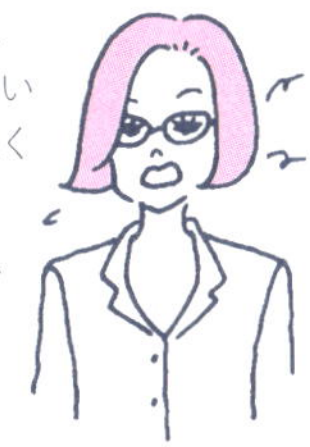

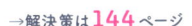

- □湯ぶねにつかるのはヒマで時間がもたない
- □せっかちな性格で長くつかっていられない
- □あたたまらないから、お風呂が楽しくない
- □脱衣所が寒い

→解決策は**144**ページ

Case 6

夜勤後のお風呂の入り方がわからない

ヤキンさん（30歳・看護師／一人暮らし）

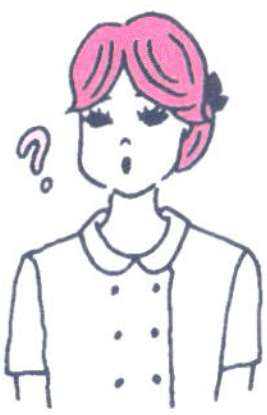

- □夜勤後はシャワーのみ
- □シャワー前後にがっつりごはんを食べる
- □ストレスフルな毎日
- □マイナス思考だと思う

→解決策は**146**ページ

Case 7

夜はやりたいこといろいろ。お風呂の時間がもったいない

ゆめ子さん（29歳・カフェ勤務／一人暮らし）

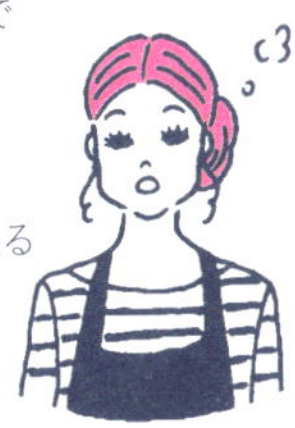

- □テレビや趣味に夢中でお風呂に入らないときがある
- □夜は入らず、翌朝お風呂に入るときがある
- □飲み会で遅くなる日も多い

→解決策は**148**ページ

Case 8

夫がお風呂に入ってくれない

ヨメ子さん（45歳・パート／家族4人）

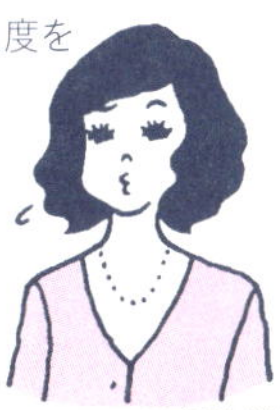

- □夫はエアコンの設定温度を低くしたがる
- □夫は湯ぶねに入らないことが多い
- □夫は疲れていると夜お風呂に入らず、翌朝入ることがある
- □夫の寝つきが悪い

→解決策は**150**ページ

お風呂に入ったら3日で人生が変わった！
まりこ先生の体質改善ストーリー

生活習慣改善サロン「Flura」をまりこ先生が立ち上げたのは27歳のとき。そのきっかけは、自身が見舞われたあらゆる不調を自力で立て直した経験でした。

お風呂で、自分をはじめ
多くの女性の体質改善を実現！

22歳

大手メーカーに総合職として入社。
営業部に配属されてバリキャリOLに

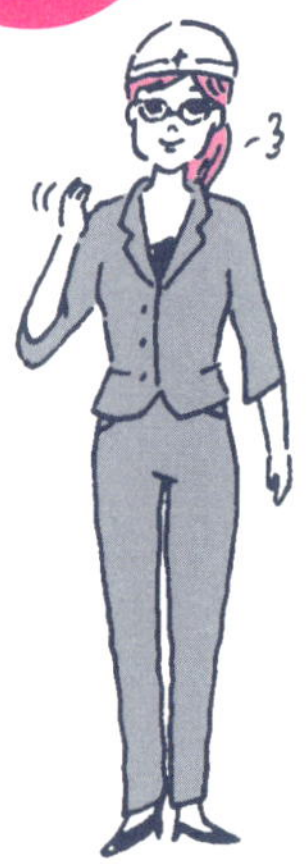

男性と肩を並べて毎日残業。自分の時間は、ほぼゼロ。入浴はいつもシャワーですませ、慢性的な睡眠不足に。

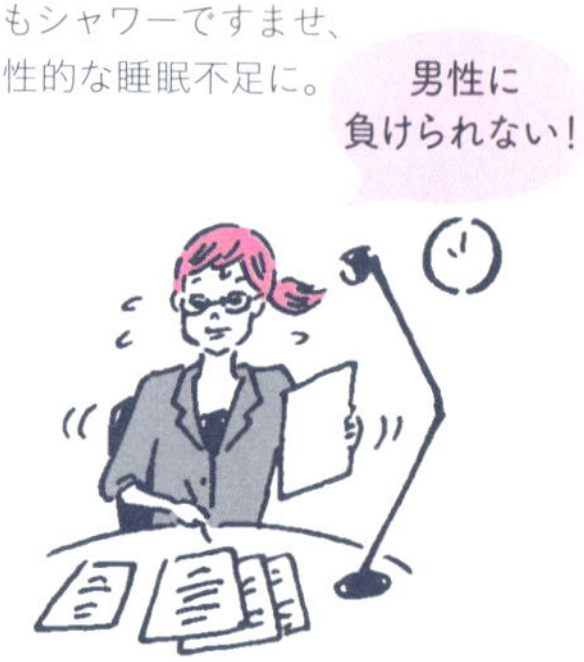
男性に
負けられない！

OLというよりサラリーマン。パンツスーツにメガネ、女性らしさをとことん消して、ヘルメット姿で現場に指示を出す日も。

毎日残業、帰りは遅い、
お風呂に入らずシャワーのみ
仕事一直線で
自分のことは二の次

23歳

だんだんと体調不良になり
イライラ、めまい、吐きけ、生理不順、円形脱毛症……

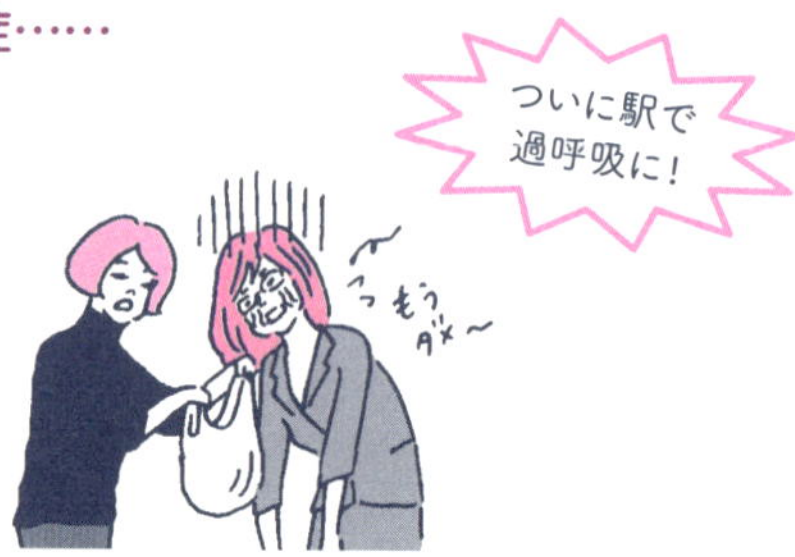
ついに駅で
過呼吸に！
もうダメ〜

不調を感じながらもごまかして仕事。けれど、ついに地下鉄の駅のホームで過呼吸で倒れ、会社を休むことに。

会社を3日間休み、
生活を立て直し

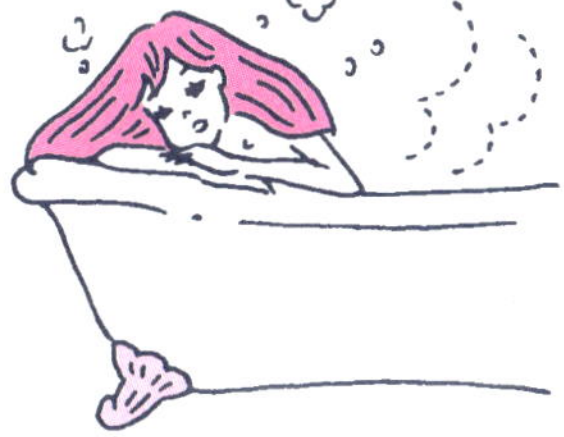

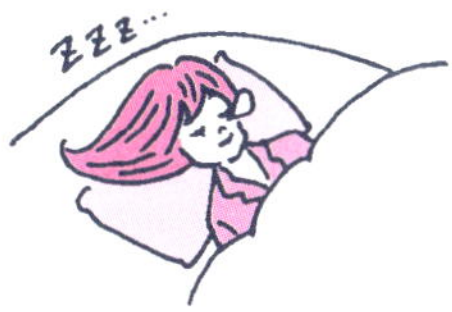

3日間、お風呂に入り、寝る前にアロマをたき、睡眠を十分にとったら、4日目に体が変わったことを感じる。その後、仕事に復帰する。

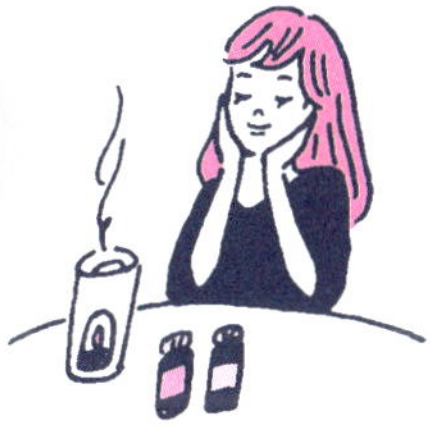

なんとなく体の
ととのえ方が
わかったかも……

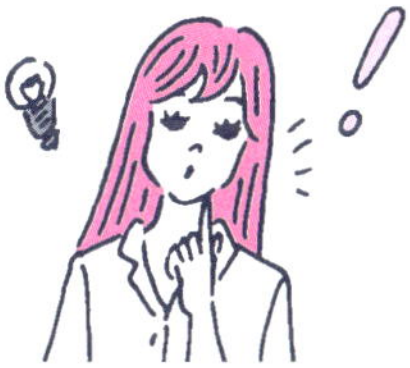

**4日目に
体が変わったことを実感**

25歳 円満退職後、目標を定め資格勉強

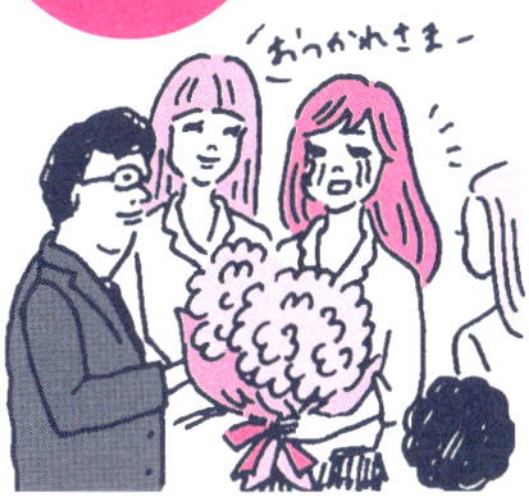

見渡せば、自分のように困っている人がたくさん。そんな人を救いたい!と睡眠やヨガ、アロマなどの勉強を始める。

**ヨガ教室を主宰。
自律神経について学ぶ**

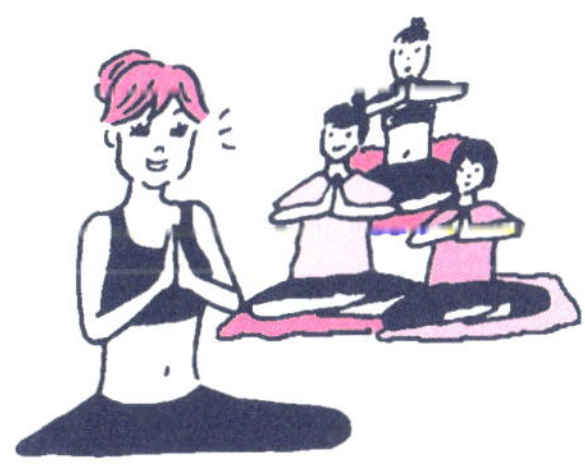

資格取得後、ヨガ教室を主宰。自律神経の第一線で研究している大学名誉教授の元で医学的、科学的に学ぶ。

27歳 がんばりすぎている女性を助けたくて生活習慣改善サロン「Flura」をオープン

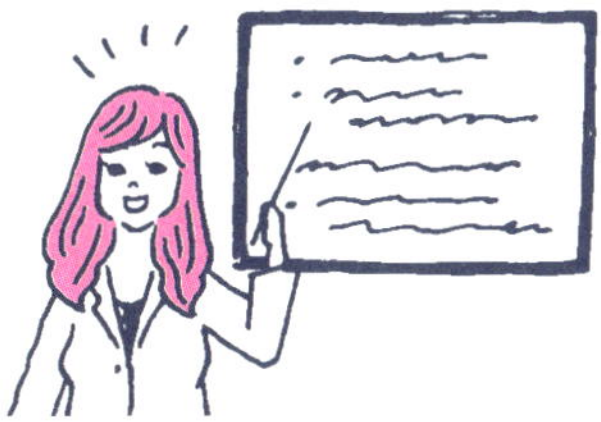

心と体の悩みをかかえる女子たちのために、生活習慣改善サロンをオープン。いまは予約待ちが殺到するほどのサロンに成長。

いますぐお風呂に入ったほうがいい8の理由

理由1 ぐっすり眠れる

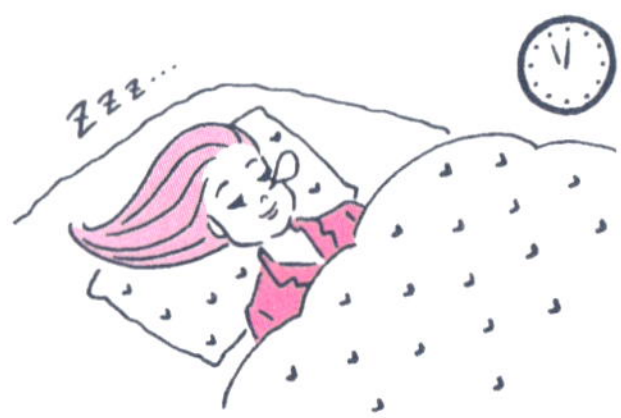

40度の湯ぶねに15分つかると、体の深部体温がいったん上がり、急降下します。この深部体温が下がりつつあるときに布団に入ると、よい睡眠を得られます。お風呂はいわば「熟睡のスイッチ」なのです。

理由2 美肌・美髪になれる

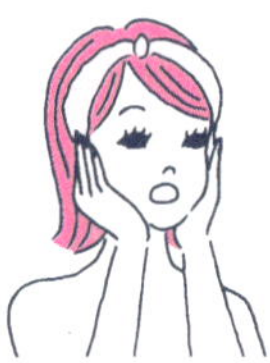

湯ぶねにつかると体があたたまり、全身の老廃物がリンパに回収され、排出されやすくなります。肌のターンオーバーもととのうためくすみが解消し、美肌に。毛細血管の血流もよくなるので、髪質もよくなります。

お風呂が体にいいのはなんとなくわかるけれど、
実際のところどんなメリットがあるのでしょうか。

理由3

冷え性が改善

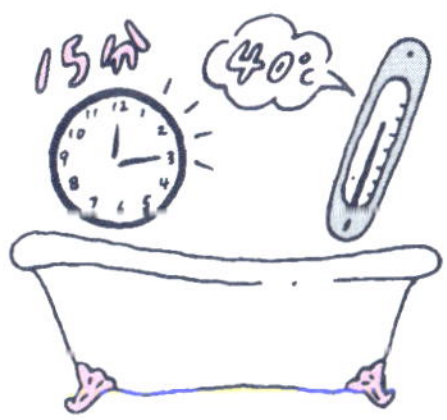

あたたかいお湯につかると末梢血管が広がり、血液のめぐりがよくなり、新陳代謝が上がります。全身のすみずみに酸素や栄養素がいきわたるため、冷え性改善に。体が冷えるのは、お風呂の入り方のミスなのです。

理由4

むくみがとれる

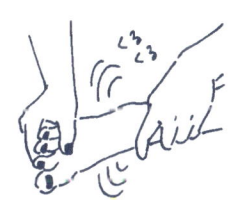

湯ぶねにつかると、女性なら、だいたい500kgの水圧がかかります。それだけで下半身の静脈やリンパ管が圧迫されて、むくみ解消になります。水圧の強いシャワーを体に当てるのも効果的です。

理由 5

肩こりや腰痛が軽減

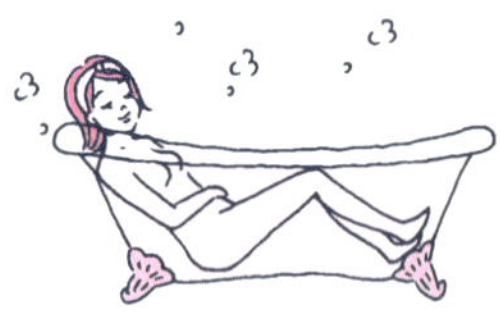

首までお湯につかると、お風呂の中では浮力が働き、ふだんの体重の約1/10まで軽くなります。50kgの人なら、たった5kg！　重力から解放されると関節や筋肉の負担が軽くなり、肩や腰の痛みもやわらぎます。

理由 6

かぜ予防になる

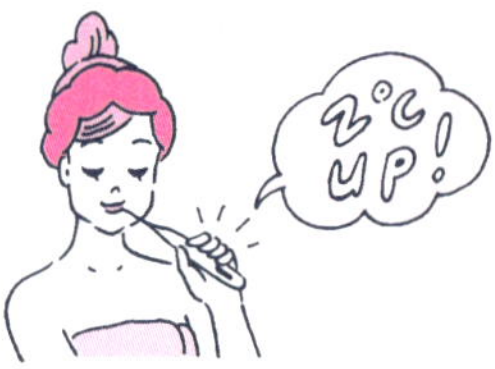

「40度の湯に20分」または「41度の湯に15分」つかって保温すると、免疫細胞の活性を高めるヒートショックプロテイン（HSP）というたんぱく質が増加し、かぜ予防になり、かぜの悪化もくい止めます。

理由7

ストレス解消&リラックス

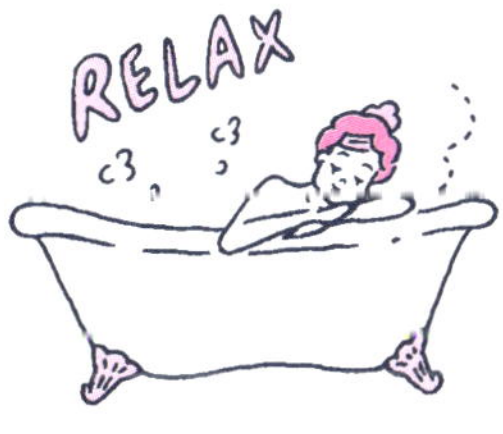

40度前後のお湯に入ると、副交感神経が働き、心も体もほろほろにほぐれます。また、浮力によって体の緊張がとけてリラックス状態に。ただし42度以上の熱い湯は交感神経が優位になるので注意。

理由8

体臭を防ぐ

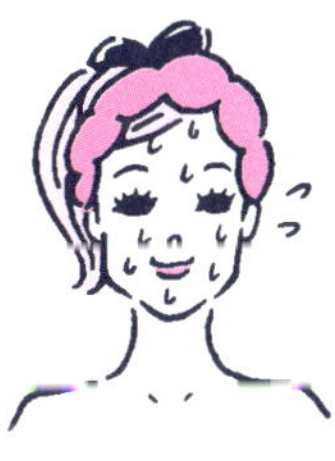

毎日のお風呂で体温の上げ下げを続けていると、汗腺の機能が向上し、においのもとになるベタ汗ではなく、サラリとした心地よい汗をかけるようになります。お風呂は、いちばん簡単な汗トレーニング！

もくじ

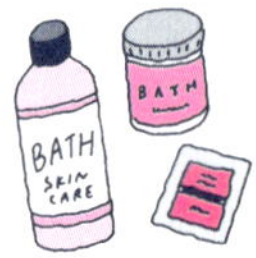

Part 1 絶対に押さえておきたい 基本の入浴法

Part 2 ぐっすり眠ってきれいになる うっとり入浴

Part 3 忙しいときはこう入る！「面倒くさい」に負けないお風呂ワザ

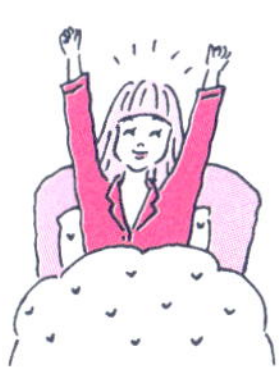

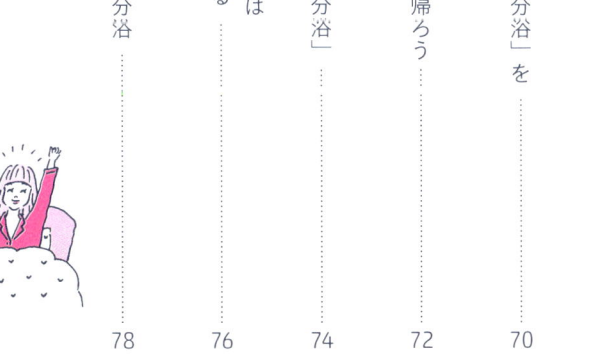

Part 4

かぜ、冷え性、生理トラブル…不調知らずになる

健康なカラダはお風呂から

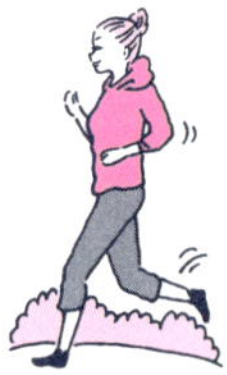

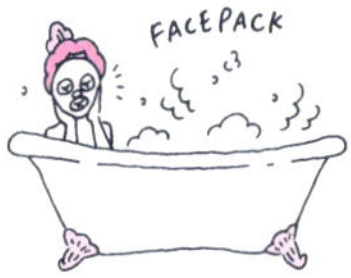

Part 5

美肌・美髪・ダイエット

お風呂に入れば、ますますキレイに

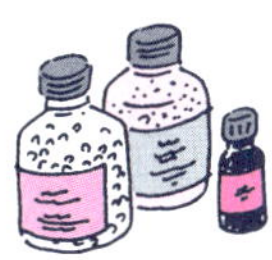

この本の有効な使い方

心身ともにすこやかになる入浴法をはじめ、悩み相談や季節別対策、クイズなど盛りだくさん。読んだら、すぐに試してみて！

Part 1～5

基本の入り方からきれいになれる方法まで

心と体がととのう お風呂の入り方がわかります

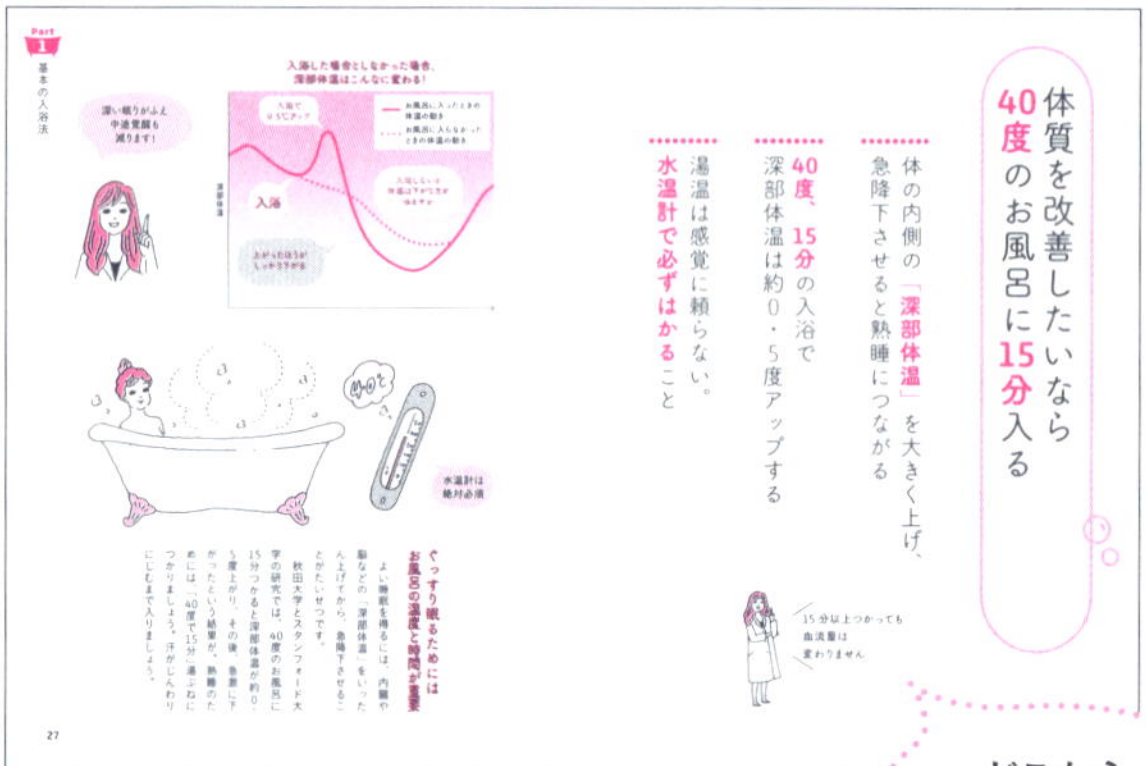

体質を改善したいなら
40度のお風呂に15分入る
体の内側の「深部体温」を大きく上げ、急降下させると熟睡につながる
40度、15分の入浴で深部体温は約0・5度アップする
湯温は感覚に頼らない。水温計で必ずはかること

いつものお風呂が、ぐんと効果アップするコツが満載。忙しい人は右ページのポイントを押さえるだけでもgood。

どこから読んでもOK！

Part 6

すぐに冷える、時間がもたない……

お風呂の悩み、解決！

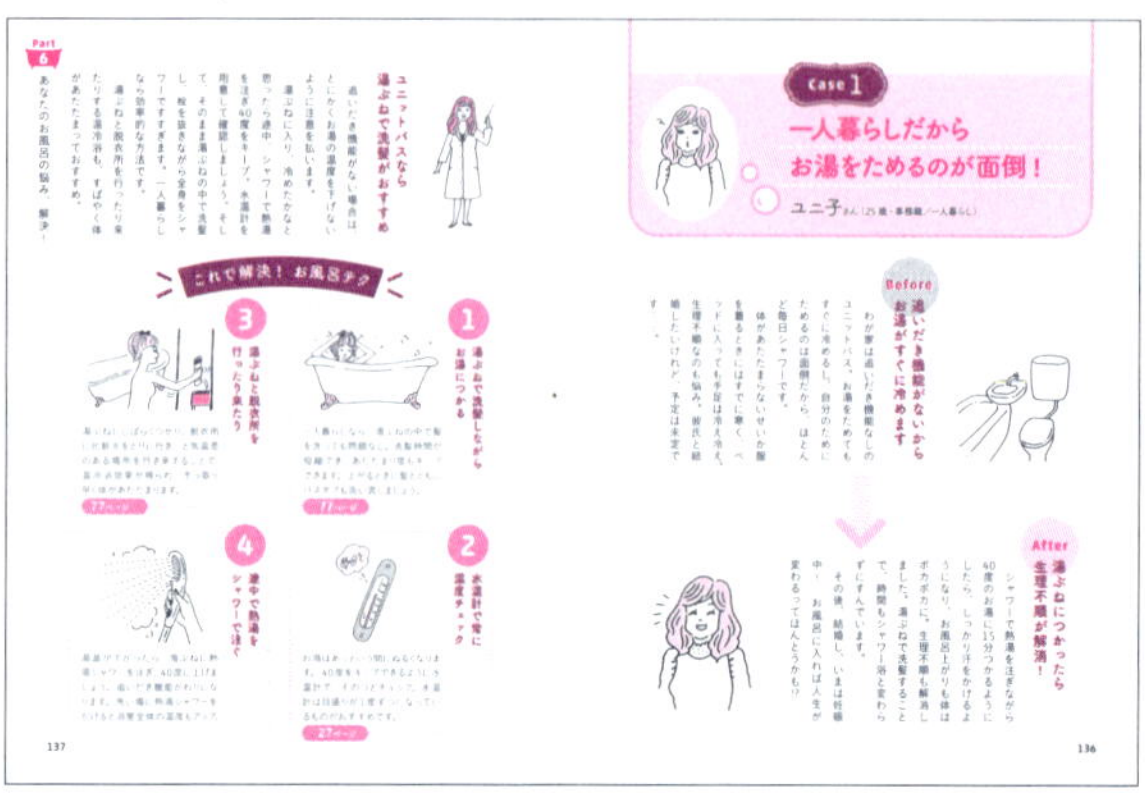

Case 1
一人暮らしだから
お湯をためるのが面倒！
これで解決！お風呂テク

誰もが感じたことのあるお風呂の悩みをマンガで解決！ 自分と近いライフスタイルのモデルをご参考に。

季節別 入浴法

冬、春、夏、秋と季節ごとに 気をつけるポイントは？

季節に応じた入浴法のコツを、マンガやイラストで楽しくお届け。その季節がくるたびに、めくってみて。

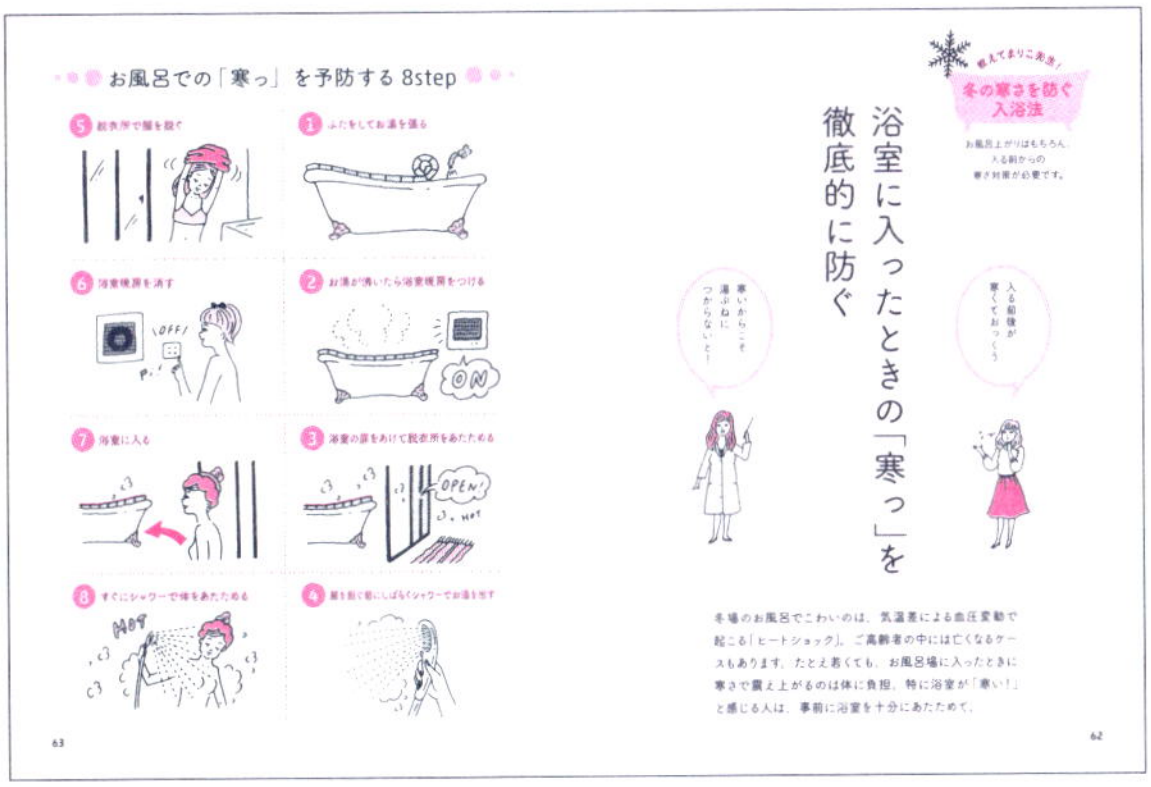

冬の寒さを防ぐ入浴法
お風呂上がりはもちろん、入る前からの寒さ対策が必要です。
浴室に入ったときの「寒っ」を徹底的に防ぐ
入る前後が寒くておっくう
寒いからこそ湯ぶねにつからないと！
冬場のお風呂でこわいのは、気温差による血圧変動で起こる「ヒートショック」。ご高齢者の中には亡くなるケースもあります。たとえ若くても、お風呂場に入ったときに寒さで震え上がるのは体に負担。特に浴室が「寒い！」と感じる人は、事前に浴室を十分にあたためて。
お風呂での「寒っ」を予防する 8step
OFF!
ON
OPEN!
HOT

クイズ

知ってそうで知らない!? 常識・非常識クイズにトライ！

当たり前と思っていた、お風呂の常識が実は間違えていた!? あらためて、一問一答で学びましょう。

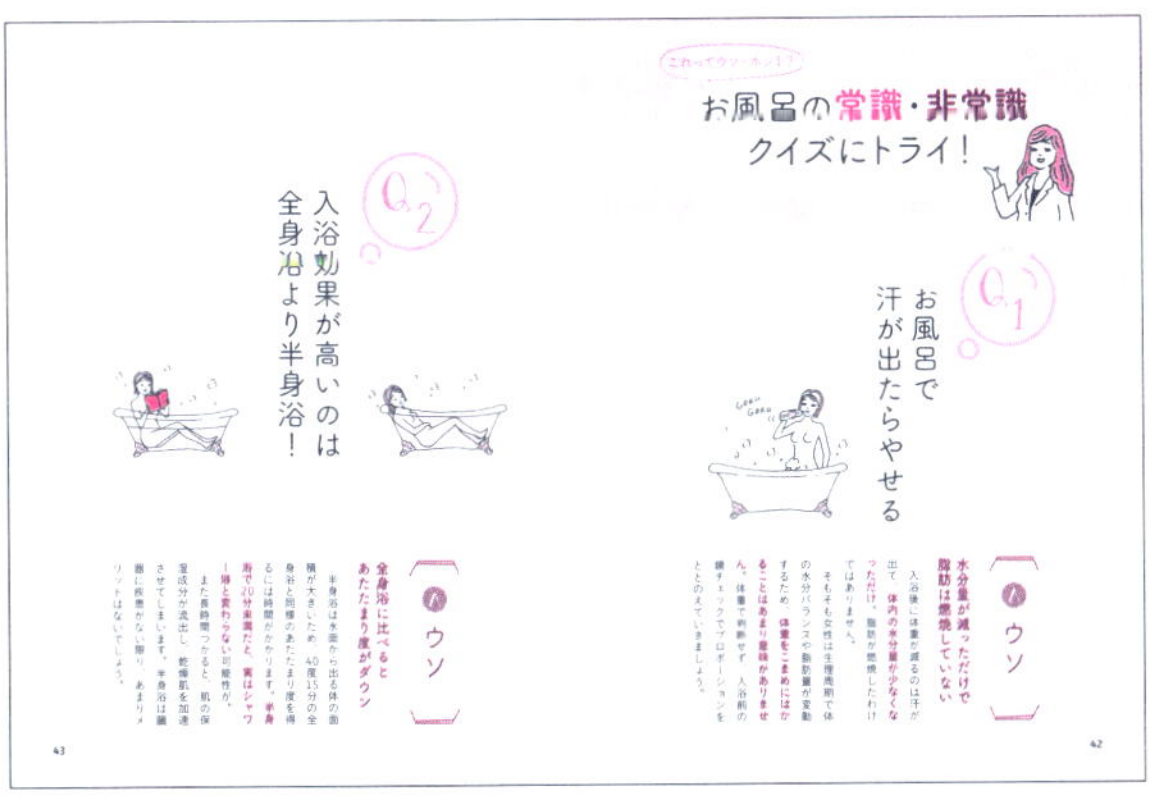

Part 1

絶対に押さえておきたい基本の入浴法

体質を改善したいなら40度のお風呂に15分入る

体の内側の「**深部体温**」を大きく上げ、急降下させると熟睡につながる

40度、**15分**の入浴で深部体温は約0・5度アップする

湯温は感覚に頼らない。**水温計で必ずはかる**こと

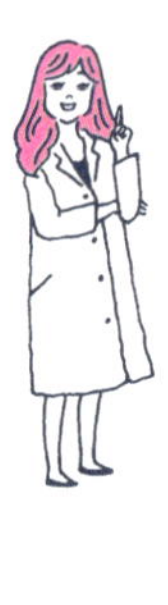

15分以上つかっても
血流量は
変わりません

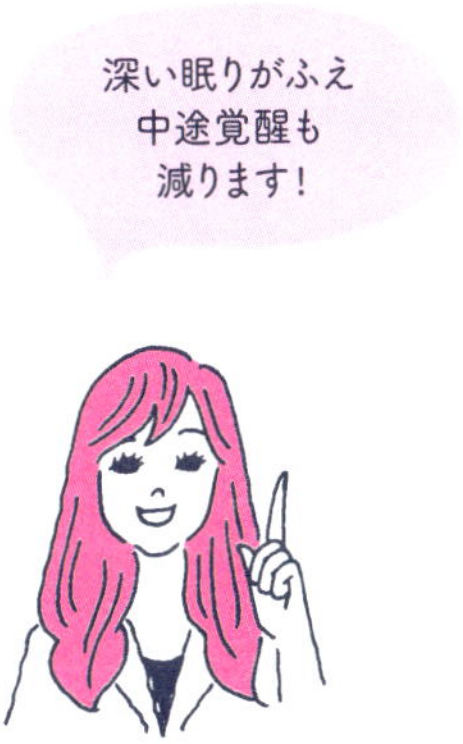

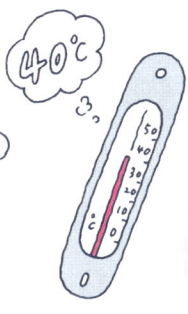

**入浴した場合としなかった場合、
深部体温はこんなに変わる！**

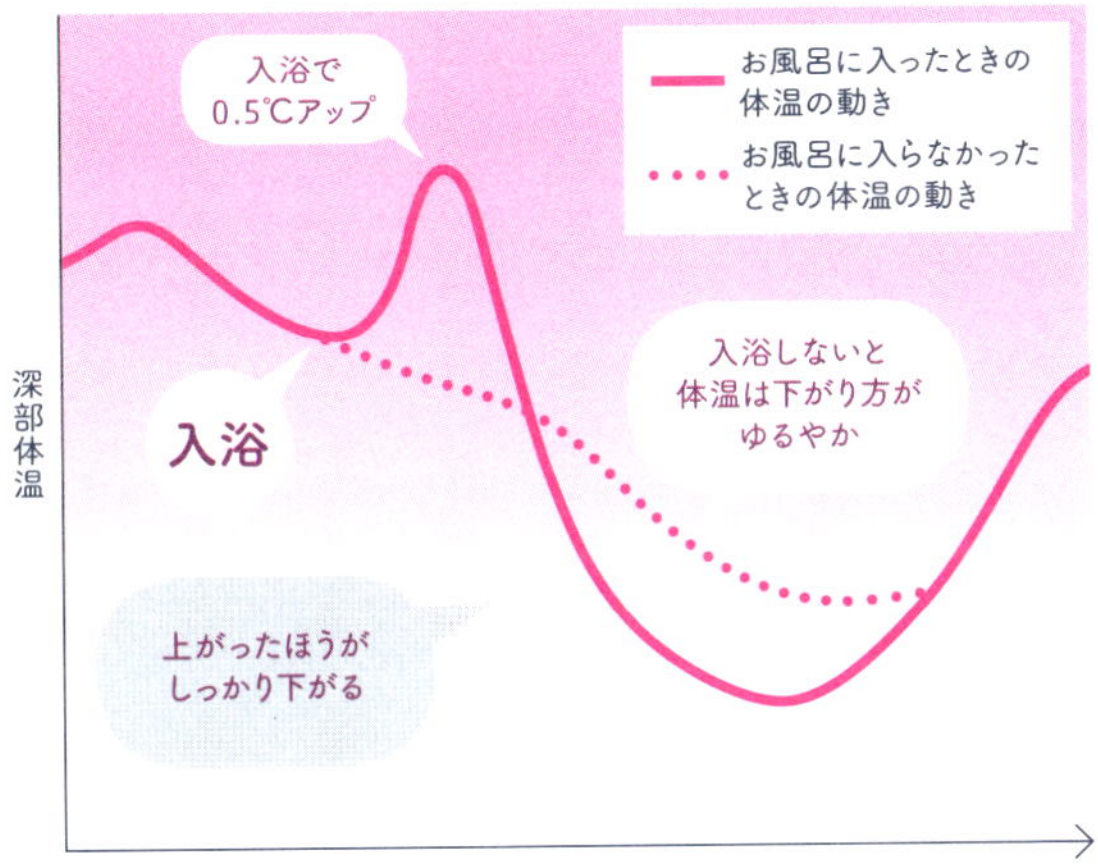

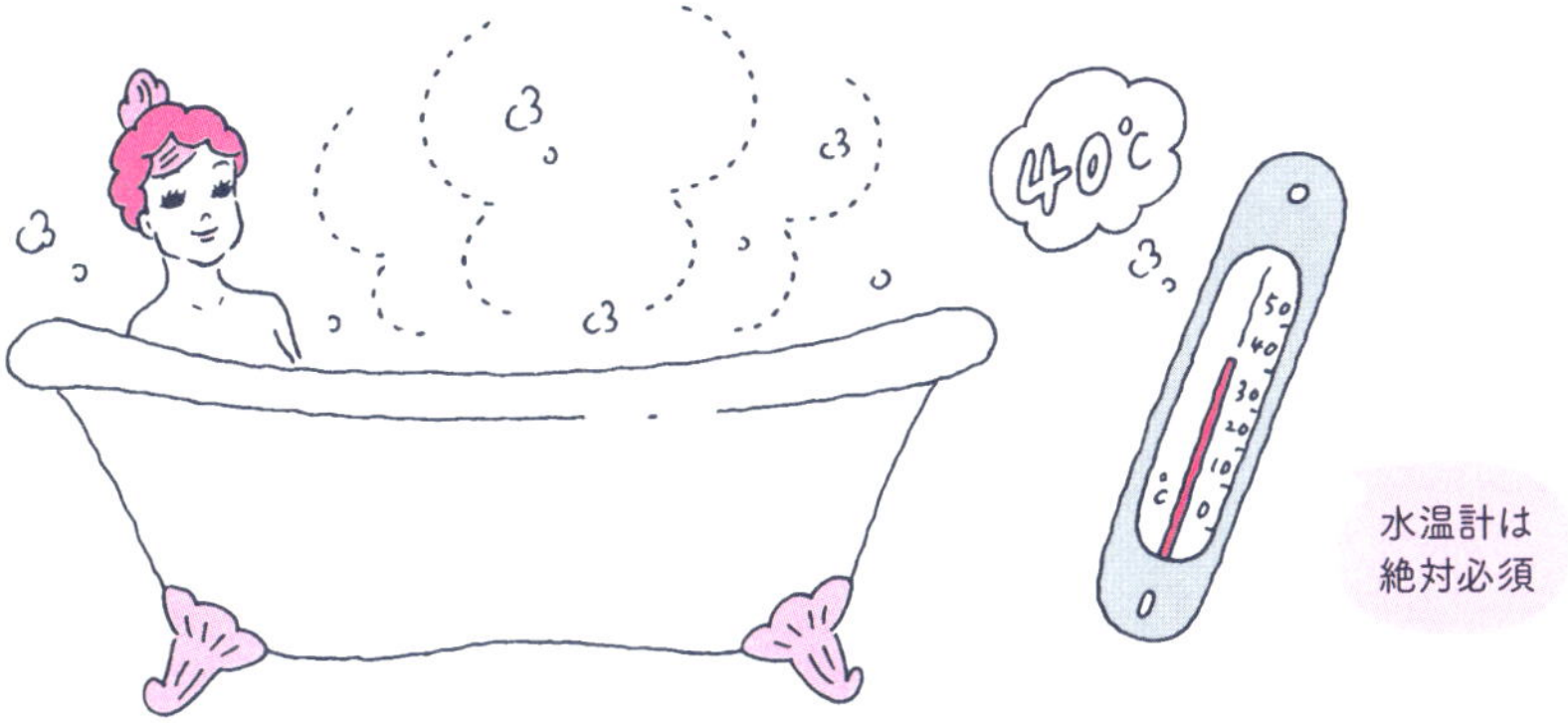

ぐっすり眠るためには お風呂の温度と時間が重要

よい睡眠を得るには、内臓や脳などの「深部体温」をいったん上げてから、急降下させることがたいせつです。

秋田大学とスタンフォード大学の研究では、40度のお風呂に15分つかると深部体温が約0・5度上がり、その後、急激に下がったという結果が。熟睡のためには、「40度で15分」湯ぶねにつかりましょう。汗がじんわりにじむまで入りましょう。

夏なら1～2時間前、冬なら30分～1時間前、入浴タイムは**寝る時間から逆算！**

湯ぶねにつかると手足の血管が広がり、熱が外に逃げる

深部体温が下がるときがいちばんよく眠れる

寝る時間から逆算してお風呂に入る時間を設定しよう

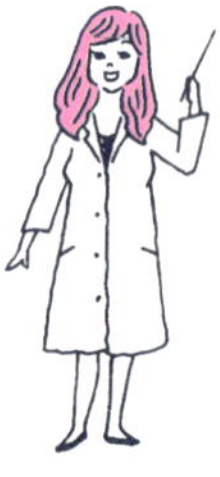

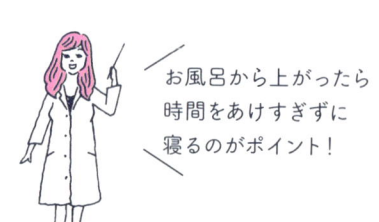

お風呂から上がったら
時間をあけすぎずに
寝るのがポイント！

入浴で深部体温をコントロールする

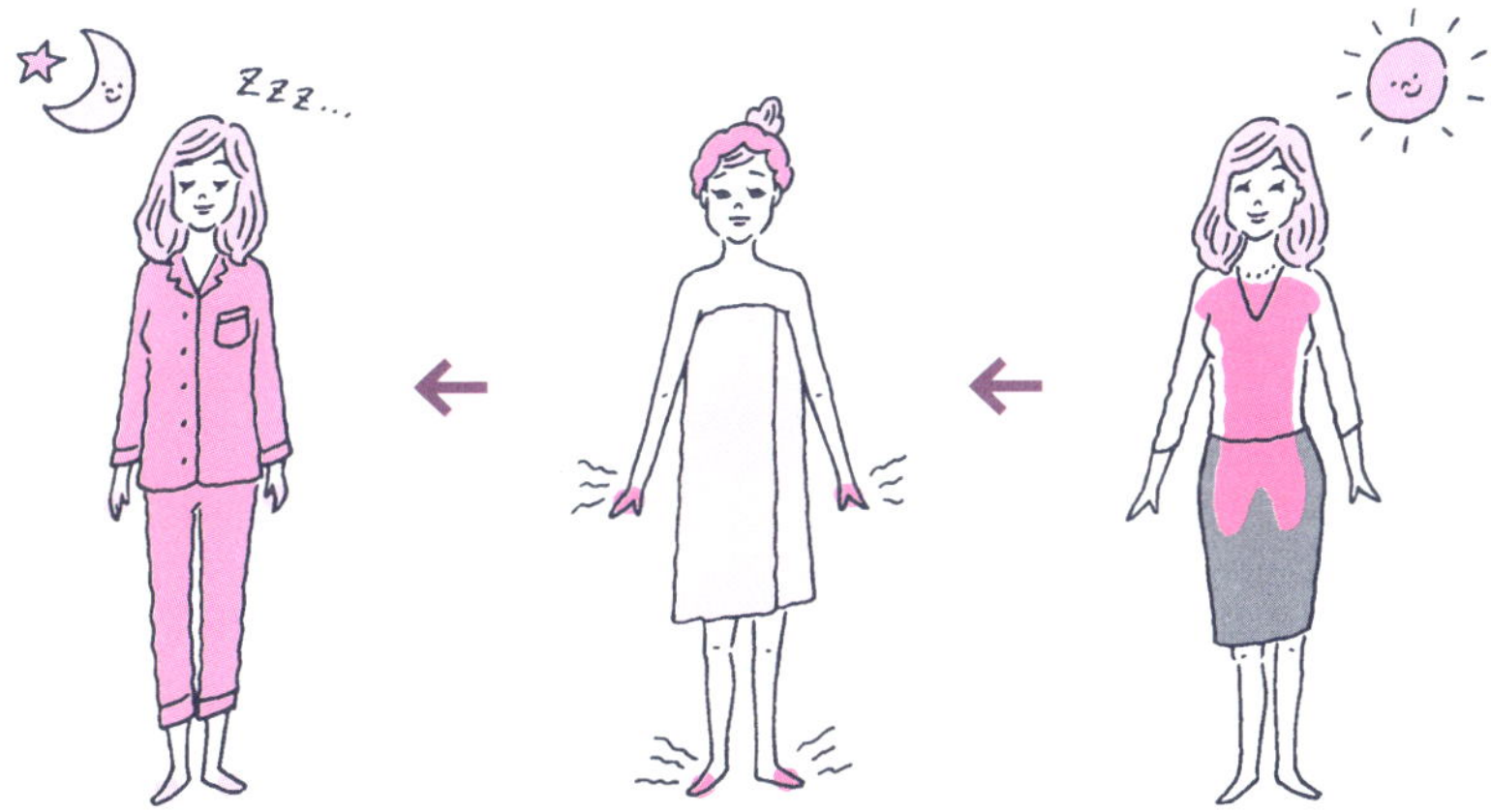

就寝時は副交感神経優位

リラックスし、深部体温が下がるときに寝るとよく眠れる。

入浴後は放熱

手足の血管が広がり、外に熱を逃がすことができる。

日中は交感神経優位

常にいろいろなことを考え、熱くなったパソコンのよう。

自律神経って？

呼吸や血液循環などを無意識で調整している神経。緊張させる「交感神経」とリラックスさせる「副交感神経」の2種類があります。自律神経が乱れると、心身の不調をきたします。

冬場は血管が
収縮しやすいから
早くお布団に入って

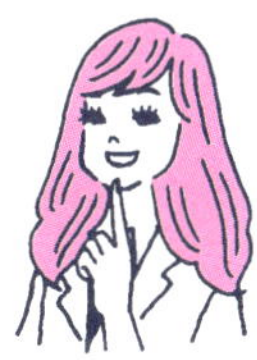

お風呂から上がって寝るタイミングを逃さないで

日中は考えることが多いため、交感神経が優位になっていますが、ゆっくり湯ぶねにつかって手足の体表近くの血管が広がって放熱すると、深部体温は下がり、寝つきがよくなります。

眠るベストタイミングは、お風呂で副交感神経が優位になり、深部体温が下がりつつあるとき。お風呂から上がる目安は、夏なら就寝1～2時間前、冬は30分～1時間前です。寝る時間から逆算してお風呂に入って。

P.M. 8時に 入る

ボディチェック、入浴剤、ドリンクの用意…
入る前の準備で、もっと効果アップ！

お風呂に入る前は
浴室の環境をととのえて

お風呂場に**熱いシャワー**をかけて
あたためる

服を脱いだら全身鏡で
ボディチェックをしよう

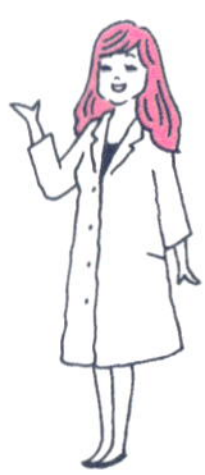

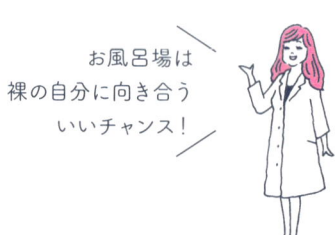

お風呂場は
裸の自分に向き合う
いいチャンス！

6つの準備でお風呂の効果を上げる!

1 ドリンクを用意する

脱水症予防に、常温の水を用意。入浴中やその前後に飲みましょう。

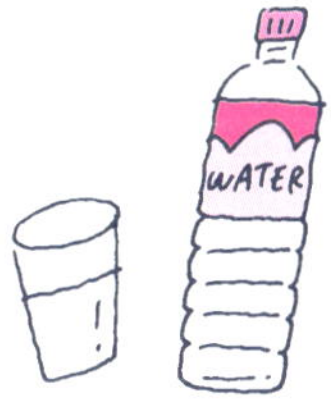

2 ストレッチをする

軽くストレッチして体をあたためると入浴効果アップ。

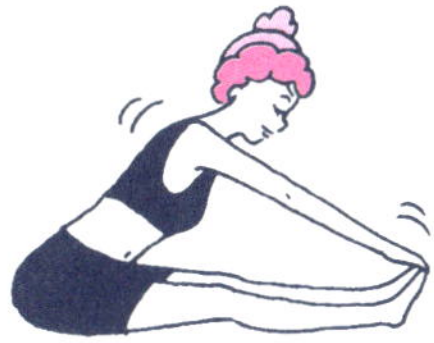

3 ボディチェック

全身鏡で、肉のつき方や姿勢など裸の体を見て体形チェック。

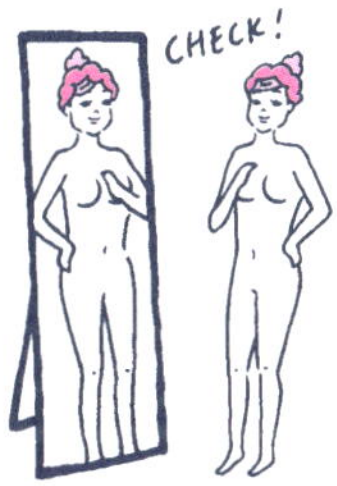

4 入浴剤を湯ぶねに入れる

特にタブレット剤は事前に湯ぶねに入れてとかしておく。

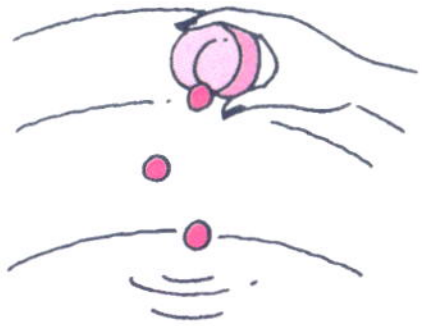

5 シャワーを使って浴室をあたためる

洗い場に熱いシャワーをかけておくと、浴室があたたまる。

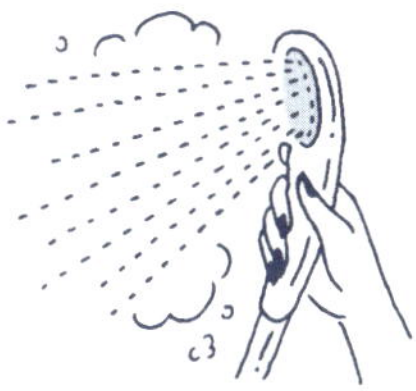

6 浴室暖房は消す

入るまでは浴室暖房をつけてOK。入る直前にはスイッチオフ。

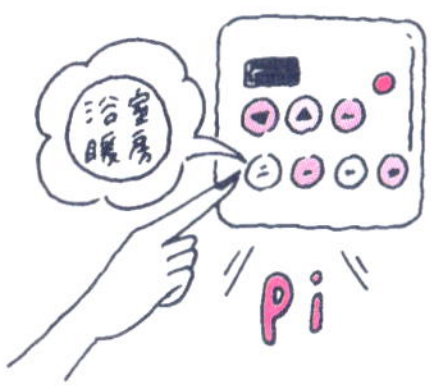

浴室をあたためて快適な環境づくりを

入浴前には、環境をととのえましょう。ポイントは、浴室をあたためること。浴室暖房は入る前までつけてOKですが、温風でもぬれた肌に風が当たると冷えるので入る直前には消しましょう。熱いシャワーを洗い場にかけておくと、湯気で浴室があたたまります。

また服を脱いだら、全身鏡の前で裸の自分を眺めてボディチェックを。ドリンクを用意し、水分補給もお忘れなく。

浴室ではちょっとの風もNG！あなたの入浴環境、大丈夫？

気温差があると
血圧が変動しやすくなって危険

浴室からリビングまで
温度はできるだけ一定に

「すき間風」や「換気扇」、
「浴室暖房」など**注意すべきは風！**

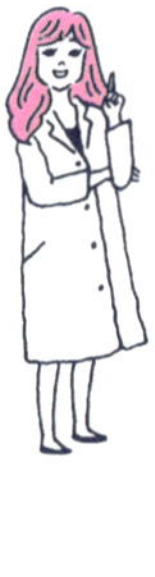

温度計や水温計を
使って
目で確認して！

入浴環境をチェック

Point 1 お風呂場、脱衣所、リビングの温度は同じに

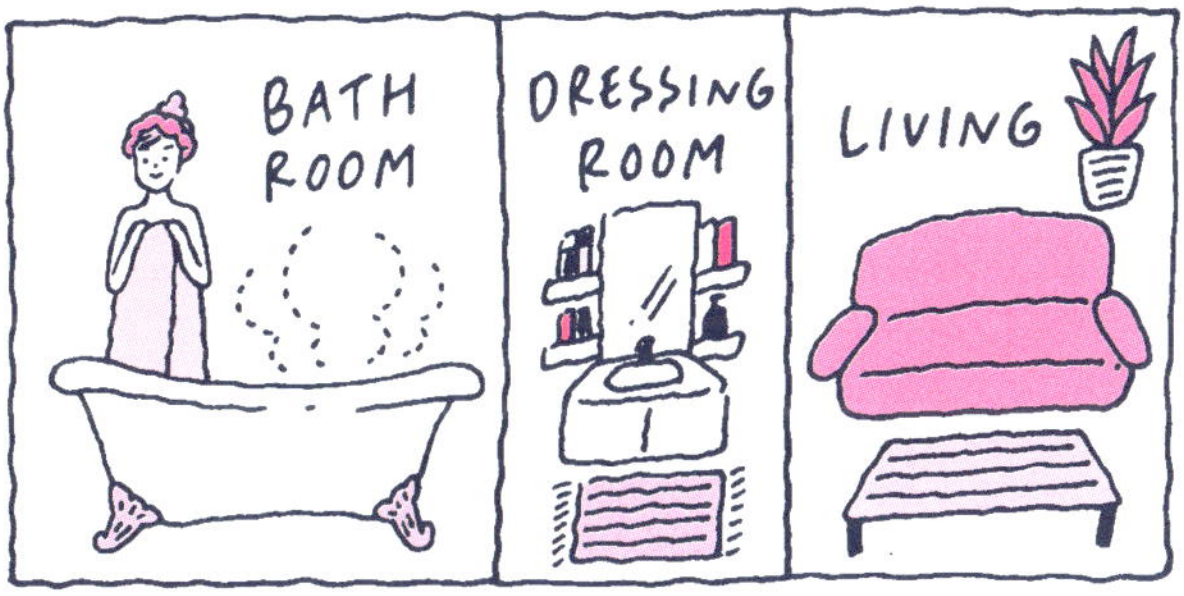

温度が一定になるように、浴室や脱衣所の温度は、できるだけリビングや寝室と同じくらいになるようにして。

Point 3 湯温は必ず40度になっているかチェック

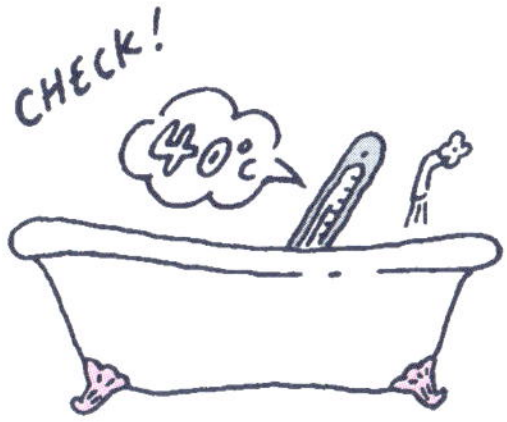

温度設定をしていても実際の温度と違う場合もあるので、水温計で確認。

Point 2 夏以外、換気扇はOFF。すき間風は入れない

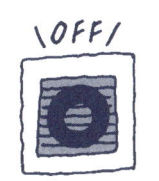

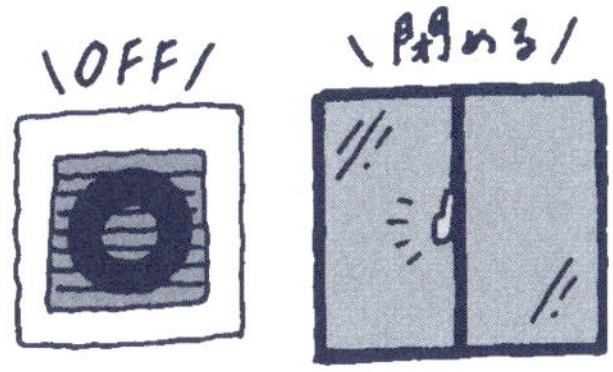

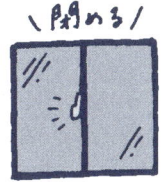

体を冷やす風は大敵。換気扇も浴室暖房も風なので、スイッチを切って。

浴室、脱衣所、湯ぶね、お風呂は温度管理が重要

気温差が大きいと自律神経が柔軟に働かず、体温調節がうまくいかないため血圧が変動しやすくなります。だから、お風呂場と脱衣所、リビングの温度はできるだけ同じにしたいもの。

また、浴室ではわずかな風もないように注意を。窓からの風や換気扇の風が肌に当たると、せっかくあたたまった体が熱を奪われて冷えてしまいます。お湯の温度は40度が基本。水温計を必ず用意しましょう。

「本番入浴」は最後に！ **正しい入浴手順**を教えます

湯ぶねに**軽くつかって**洗髪してから本番入浴が正解

お風呂上がりは**浴室で**体をふいて、ボディケア

お風呂であたたまったあとは**時間をおかず**寝室へ

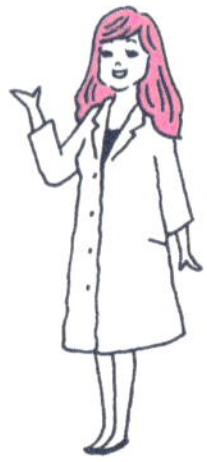

知っておきたい３つのポイント

Point 1 髪を洗ってから「本番入浴」が正解

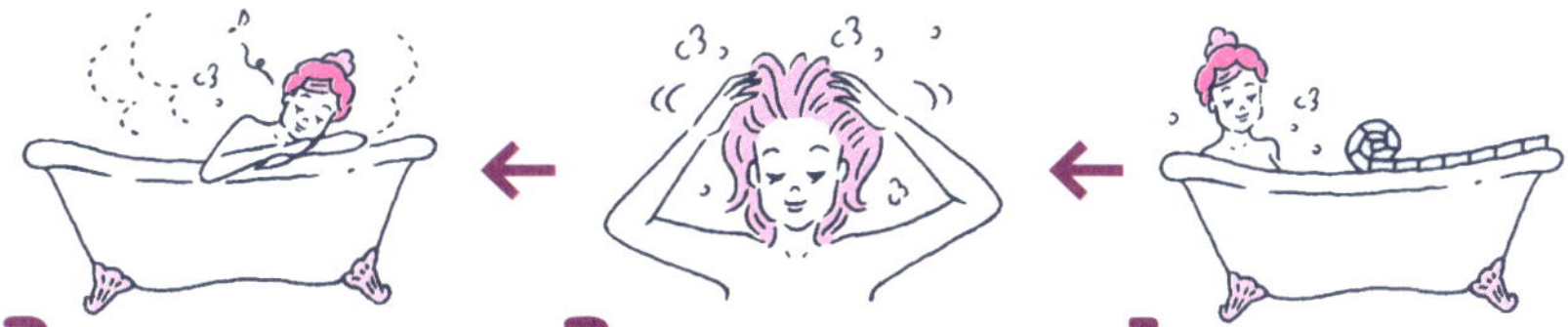

1 軽くつかる
かけ湯をして体を軽く洗ったら、湯ぶねにつかる。5分以内でOK。

2 洗髪
体があたたまったら髪を洗う。このとき体は洗わなくてよい。

3 本番入浴
40度、15分の本番入浴タイム。このあと、体を洗って終了。

Point 2 いきなり湯ぶねにつからず、かけ湯から

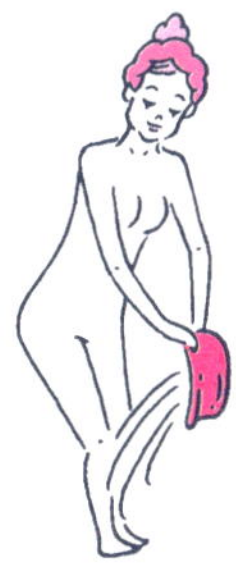

急に湯ぶねにつかると、交感神経が優位になって熟睡の妨げに。かけ湯で体を慣らして。

Point 3 体をふく&ボディケアは浴室内で

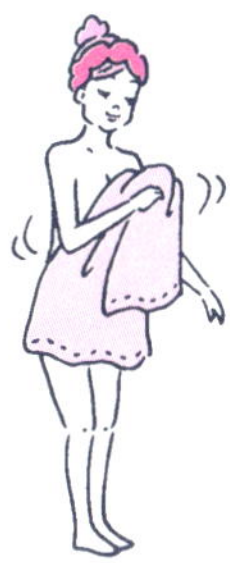

バスタオルやボディオイルは入浴後、浴室に持ち込み、浴室内でお手入れすると冷え防止に。

お風呂の入り方の順番、勘違いしていませんか？

お風呂の時間や温度と同じくらい重要なのが手順。しっかり湯ぶねにつかってから洗髪する人が多いようですが、そうすると洗髪中に体表近くの血管が冷えて脱衣所ですでに寒いことも。

正しくは「先に軽くつかって洗髪したあとに、しっかりと湯ぶねにつかる」です。最初は、かけ湯で体を慣らすこともたいせつ。お風呂上がりのボディケアは浴室で行うと、体が冷えるのを防げます。

まりこ先生が伝授！

これが正しい入浴のお作法

プレ入浴

しっかり湯ぶねにつかる「本番入浴」の前に、軽くつかって体をあたためます。

1 かけ湯をする

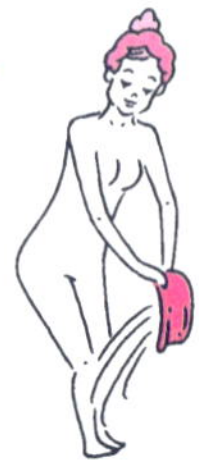

入浴前に洗面所で化粧を落とし、かけ湯をしながらおしりを洗う。

2 「あぁ～」と言いながら湯ぶねにつかる

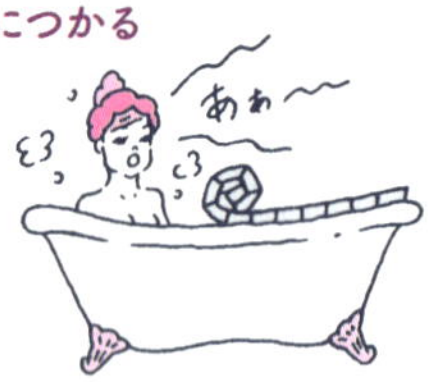

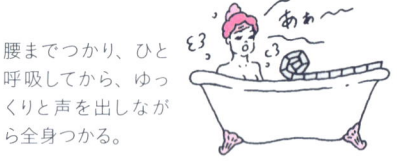

腰までつかり、ひと呼吸してから、ゆっくりと声を出しながら全身つかる。

3 はじめの湯ぶねは5分以下

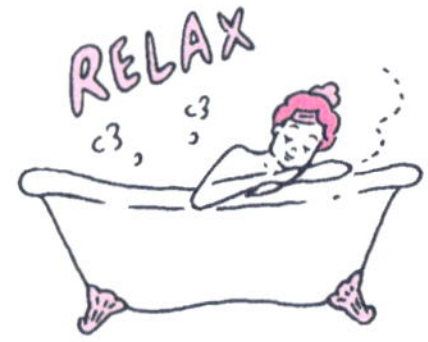

39度未満のお湯に5分以下でOK。最初はこのくらいで十分。

4 髪を洗う

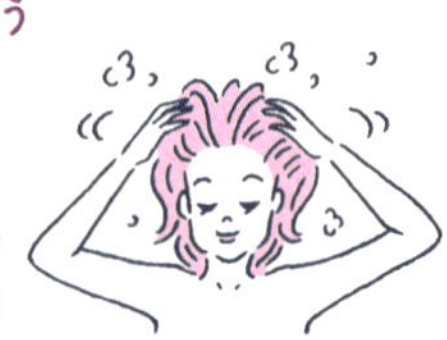

冬場は足湯しながら洗髪すると、体が冷めない。このあと顔を洗う。

本番入浴

髪を洗ったら、いよいよ40度、15分の本番入浴。水温計で温度を確認しましょう。

5 15分湯ぶねにつかる

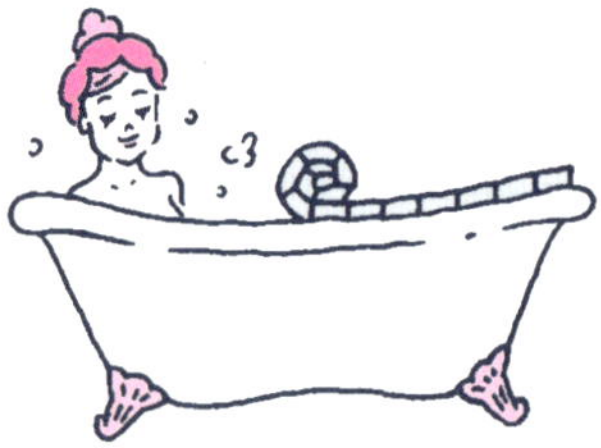

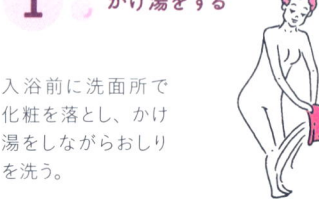

追いだきや足し湯で40度に温度を上げて、15分の「本番入浴」。

6 シャワーで体の汚れを落とす

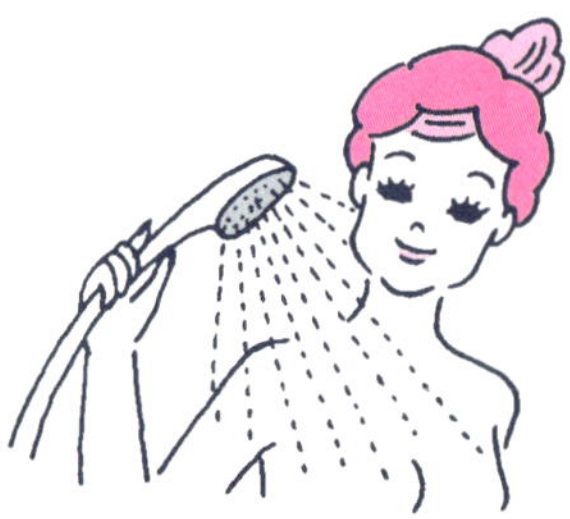

首元や日やけ止めを塗った腕や足、皮脂や汚れの多いわきや足うらをせっけんで洗う。

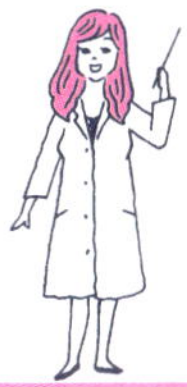

毎日、なにげなく入っていたお風呂。入り方をちょっと変えるだけで、翌日の体調が全く変わります！

浴室内で

体をふいてボディケアまで、脱衣所ではなく浴室内ですませると保温&保湿に。

7 タオルを浴室に持ち込み、体をふく

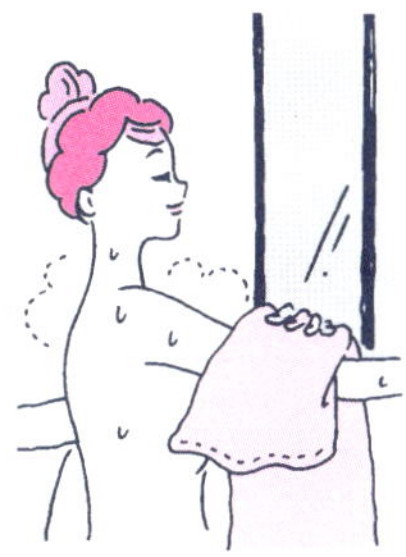

手にとりやすい場所においておいたバスタオルを浴室に持ち込み、体をふく。

8 浴室内でボディケア

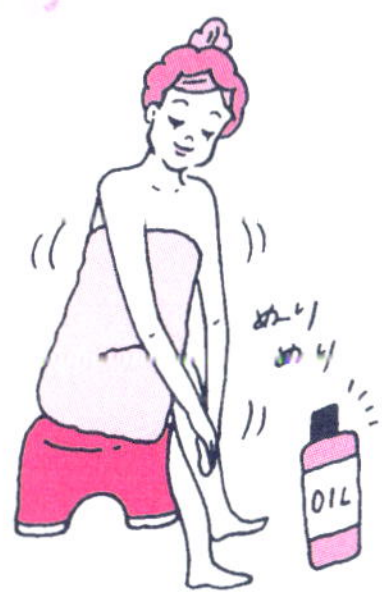

浴室内で保湿剤を塗るなどのボディケアをすます。保管は浴室内ではなく、湿気の少ないリビングがおすすめ。

脱衣所で

ここで冷えては入浴効果が台なし。寒いと感じる場合は、入り方を見直して。

9 脱衣所で下着やソックスを着用

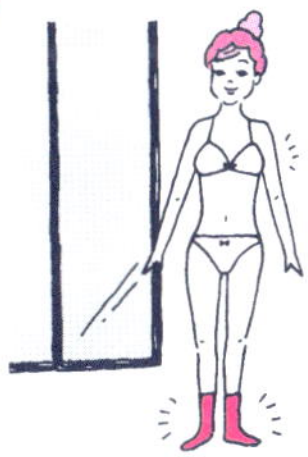

足が冷えやすいので、まずソックスをはいてから下着をつけて。

10 用意しておいた水を飲む

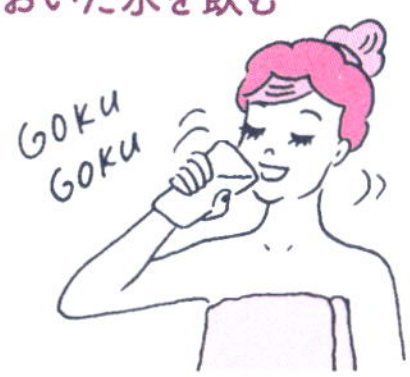

しっかり水分補給。この時点で寒い場合、水温、環境、手順が間違っている。

11 スキンケアをしながらパジャマを着る

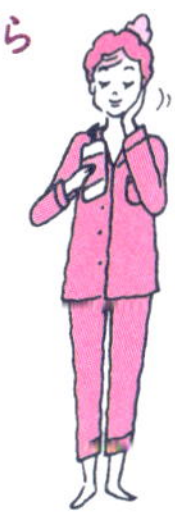

顔に化粧水を塗り、ズボンをはき、乳液を塗り、上着を着る、と同時並行。

12 素早く髪を乾かす

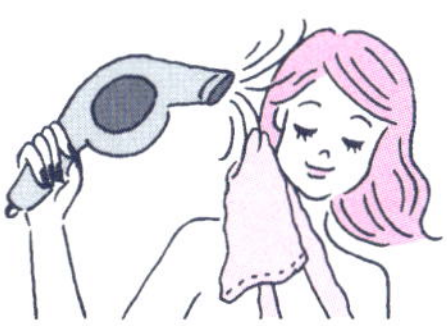

時間をおかずに、素早く髪の毛を乾かす。いつまでもぬれていると冷えのもと。

入浴後は寝室に直行！「**うっとり美容**」で寝る準備を

- リビングは誘惑がいっぱい！お風呂上がりは**寝室に直行**
- 一人きりになれる空間で**寝る15分前**は、「うっとり美容」
- 手指を思うままに伸ばすだけで**自律神経**がととのう！

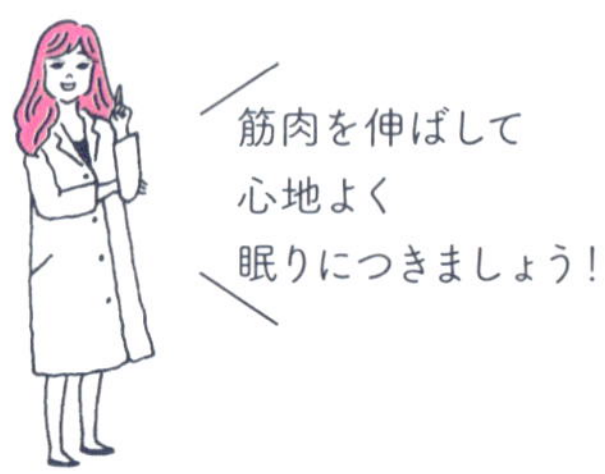
筋肉を伸ばして
心地よく
眠りにつきましょう！

「うっとり美容」って何？

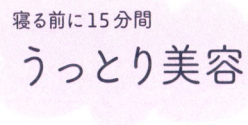

寝る前に15分間
うっとり美容 ＝ **五感を刺激してリラックスする**

「うっとり」感覚を導く方法は？

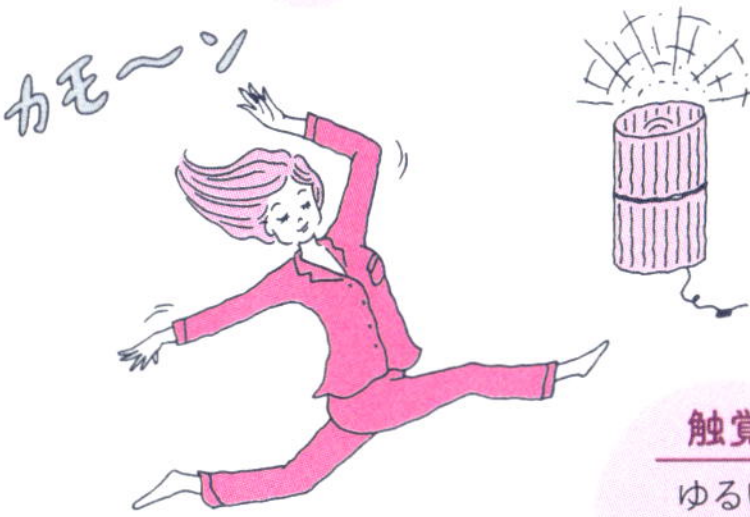

聴覚
ゆったりした音楽を流す

視覚
照明を落とす

嗅覚
アロマを楽しむ

ラベンダーがおすすめ。「夜用の香り」を決めても。

呼吸
ゆっくり、吐く息を長く意識する

おすすめは「3秒吸って、2秒止めて、5秒で吐く」。

触覚
ゆるいストレッチ、マッサージ

手足の指先をくねくねと、伸ばしたい方向に自由に伸ばすストレッチがおすすめ。

マインドフルネス
マインドフルネス入浴法（P152）を参考に。

↓

副交感神経を優位にする … 呼吸がおだやかになる、心拍数が減る、手足がポカポカあたたかい、副交感神経がしっかり優位になっている状態を目指す。

↓

熟睡

↓

きれいになる！

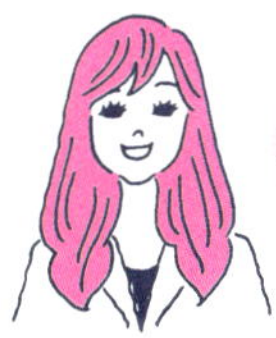

「テレビを見てダラダラ」
「ゴロゴロしてお菓子を食べる」
とは違いますよ

寝る15分前には一人で「うっとり美容」

入浴後は寝室に直行し、就寝15分前には、寝室で副交感神経を優位にする「うっとり美容」をすると、お風呂の効果がさらに上がります。

照明を暗くしたり、アロマや音楽を使って五感を心地よく刺激し、うっとり感を味わいます。特におすすめなのは、呼吸。吐く息を長くすると副交感神経が優位になります。

一刻も早く寝たい人や子育て中で一人になれる時間がとりづらい人は、お風呂の中で「うっとり美容」をしてもOKです。

お風呂上がりはストレッチに最適タイム。おすすめはドライヤー中の背中伸ばし

筋肉がほぐれるお風呂上がりの**ストレッチ**は効果絶大！

ドライヤーをかけながらかたまった背面を伸ばそう

上半身を**左右に揺らす**と背中が気持ちよくほぐれる

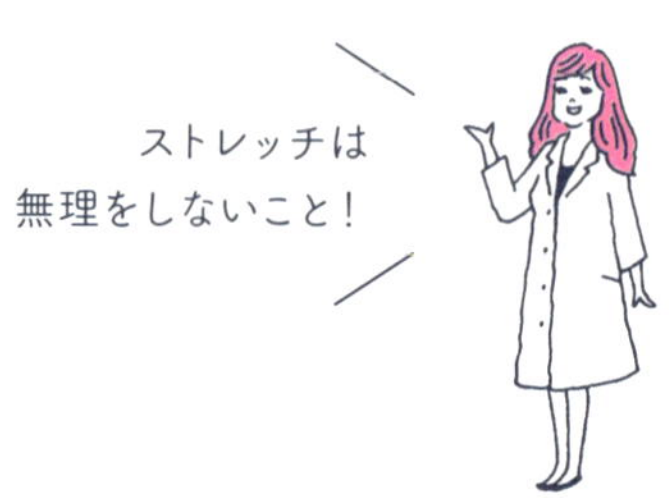

ドライヤー中に時短ストレッチ！

1 おしりをくいっと上げ、体を90度に曲げてドライヤー

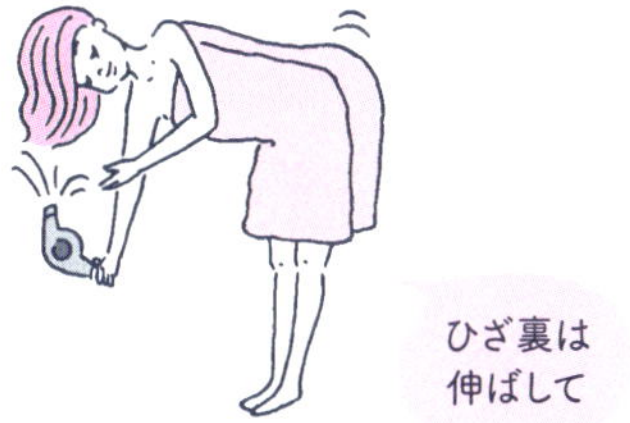

背中を伸ばしながら上半身を90度に曲げて、ドライヤーをかける。

2 腰から背中を曲げて頭を真下に

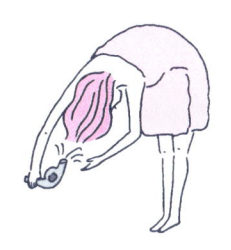

おなかを斜め上に持ち上げるように腰から背中を曲げ、頭を垂らす。

3 そのままゆっくり左右に上半身を揺らす

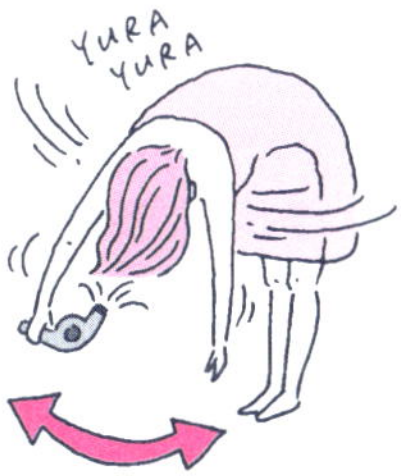

上半身を揺らすと脚の裏側やおしり、腰、背中などが気持ちよく伸びる。

4 ゆっくり体を起こし、最後に首を元に戻す

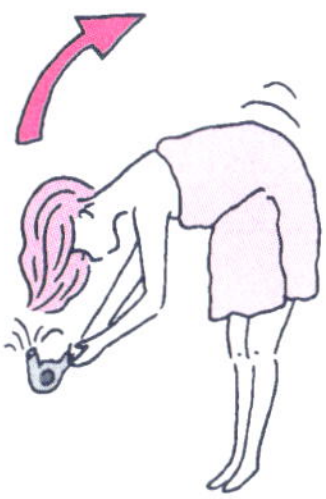

背骨を一つ一つ積み重ねるように上半身を起こし、ゆっくり首を戻す。

ドライヤータイムにストレッチで時短

血流がよくなり、筋肉がほぐれる入浴後は、ストレッチに最適。特にパソコンやスマホの使いすぎで背面がかたくなっている人が多いので、体の裏側をほぐしましょう。腰痛のある人は、腰まわりもしっかり伸ばして。

おすすめはドライヤーをかけながらのストレッチ。ひざを伸ばしたまま前傾し、左右に上半身を動かすと背面が気持ちよく伸びます。ふらつきやめまいがあるときは、すぐに中止を。

これってウソ・ホント？

お風呂の常識・非常識クイズにトライ！

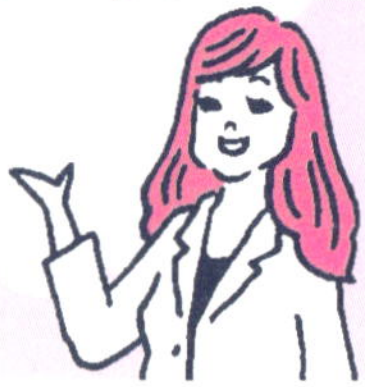

Q1 お風呂で汗が出たらやせる

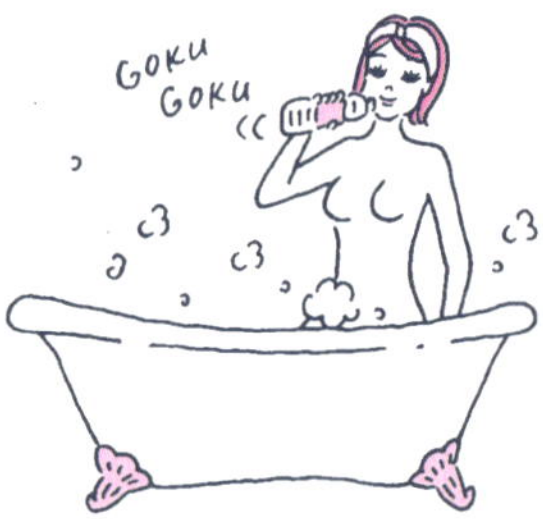

A ウソ

水分量が減っただけで脂肪は燃焼していない

入浴後に体重が減るのは汗が出て、**体内の水分量が少なくなっただけ**。脂肪が燃焼したわけではありません。

そもそも女性は生理周期で体の水分バランスや脂肪量が変動するため、**体重をこまめにはかることはあまり意味がありません**。体重で判断せず、入浴前の鏡チェックでプロポーションをととのえていきましょう。

Q2

入浴効果が高いのは全身浴より半身浴！

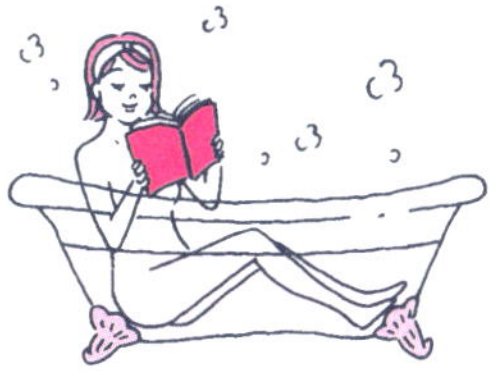

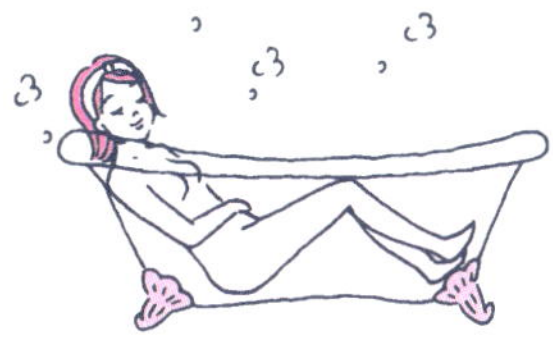

A ウソ

全身浴に比べるとあたたまり度がダウン

半身浴は水面から出る体の面積が大きいため、40度15分の全身浴と同様のあたたまり度を得るには時間がかかります。**半身浴で20分未満だと、実はシャワー浴と変わらない**可能性が。

また長時間つかると、肌の保湿成分が流出し、乾燥肌を加速させてしまいます。半身浴は臓器に疾患がない限り、あまりメリットはないでしょう。

Q3

一番風呂は美肌のためにはよくない

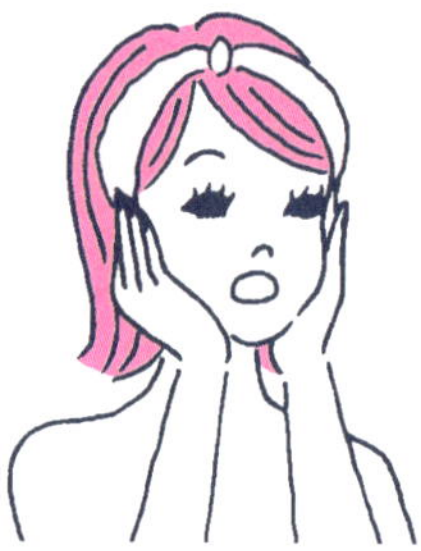

A ホント

一番湯は保湿成分が流出しやすく乾燥肌に

沸かしたての一番湯は、ミネラルや不純物が少なく、また浸透圧の働きから、**保湿成分がお湯に流出しやすくなる**ため、肌は乾燥しやすくなります。

それに対して二番湯以降は、湯がまろやかになり刺激が少なくなるため、美肌のためにはよいといえるでしょう。

可能なら一番湯はほかの家族に譲るといいかも!?

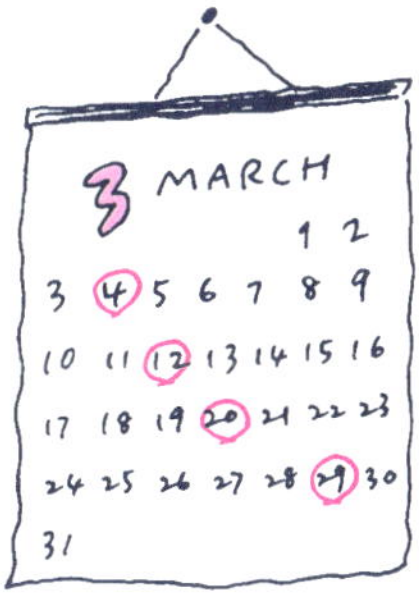

Q4 湯ぶねにつかるのは週1回でも問題ない

A ウソ

効率的にあたためるには毎日湯ぶねにつかって

これは大問題！　いま日本人に足りないのは睡眠。忙しくて時間が確保できないなら、睡眠の質を高めるお風呂に入るのがベスト。**毎日湯ぶねにつかり、体温をしっかり上げてから下げて寝ることがたいせつ**です。

24時間の中でいかに自分の時間をつくるか、何を優先すべきか考えて、湯ぶねにつかる時間を確保してくださいね。

Q5

入浴中は積極的に「かっさ」を使おう！

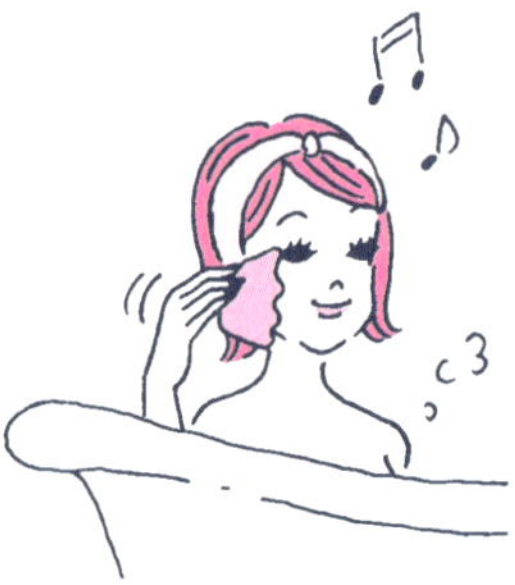

A ウソ

乾燥肌にかっさはNG。使うならクリームを塗布

かっさとは専用の板を使い、肌をこすることで、筋肉をほぐしてリンパの流れをよくするもの。しかし、入浴中の肌は皮脂が落ちるため乾燥しがち。そんな乾いた肌に念入りにかっさを使ったら、肌は悲鳴を上げてしまいます。

使うときは**滑りのよくなるクリームなどを塗ってから**がおすすめ。

Q6

一度入ったお風呂、翌日に入っても問題なし

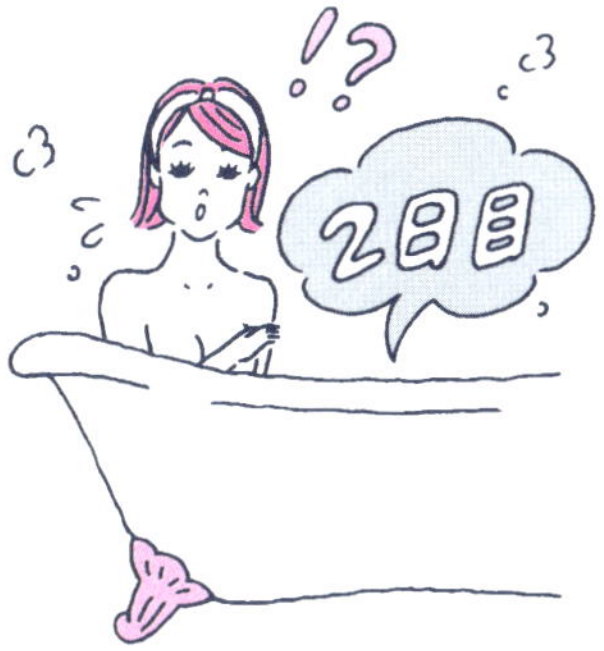

A ウソ

翌日のお風呂は細菌が数千倍に増殖！

横浜市水道局の調査によると、入浴してからお湯を一晩おくと、翌日の残り湯の中の細菌数は数千倍にふえていたことがわかりました。残り湯1mlあたりの細菌数は約100万個、真夏には約200万個まで増殖したとのこと。恐ろしい数字ですね。

やはり**お風呂のお湯は毎日交換するのが望ましい**でしょう。

Q7

お風呂上がりの水分補給はスポーツドリンクが効率的

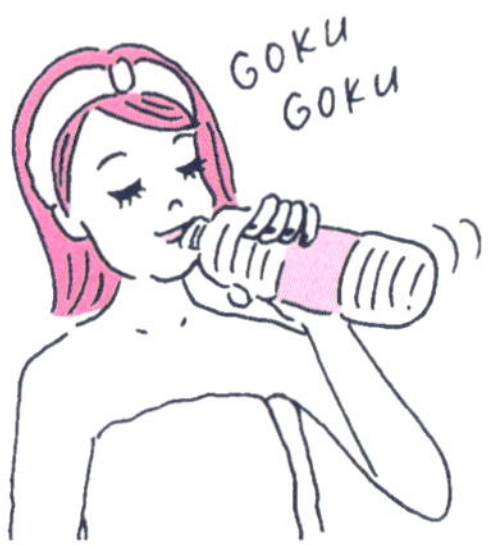

A ウソ

スポーツドリンクには糖分がいっぱい

のどが渇きやすいお風呂上がりの水分補給には、スポーツドリンクが効率的に思えますが、一般的なスポーツドリンクには500㎖中に約30ｇもの糖分が含まれています。糖質が少なくても体への悪影響が懸念されている人工甘味料が含まれているものも。

スポーツドリンクは避け、**常温の水をゆっくり飲み**ましょう。

Q8

180ℓのお湯を沸かしたときの水道代&ガス代は約150円

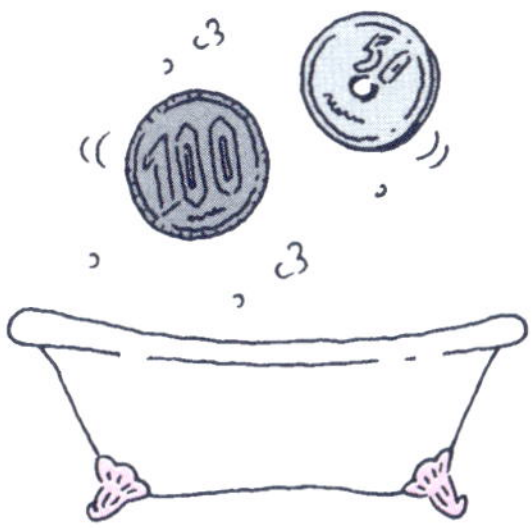

A ホント

「シャワーで節約」より1日150円で健康に

東京都水道局によると、2人暮らしの家で180ℓのお風呂の水道代は1日50円程度。1人暮らしなら1日6円! 180ℓのお湯を40度まで上げたときのガス代は、東京ガスによると100円以下なので、高く見積もっても1回のお風呂代は150円程度。スイーツを食べるくらいなら、お風呂に入ったほうが満足度は高いはず。

Ofuro Talk
1

妊娠中こそ、40度、15分で汗が出るまでしっかり入る

妊娠初期は、生理前のように基礎体温が高い状態が続きます。すると、就寝前の体温の変動幅が狭くなって夜眠れなくなり（27ページ参照）、時差ボケのような気持ち悪さ、いわゆる「つわり」が重くなることがあります。

これを解消するには、体温の変動幅を自分でつくることがたいせつです。その最適な方法が、お風呂。入り方は基本の入浴法（36ページ）でOK。40度、15分を目安に、しっかり汗が出るまで入りましょう。体温にメリハリをつけると質のよい睡眠が得られるので、気持ち悪さがやわらぎます。同じ理由で、妊娠後期に多い「寝つきが悪くなる」「眠りが浅くなる」といった症状も解消できます。医師に入浴を禁止されていなければ、湯ぶねにしっかりつかるのが快適な妊娠生活のカギです。

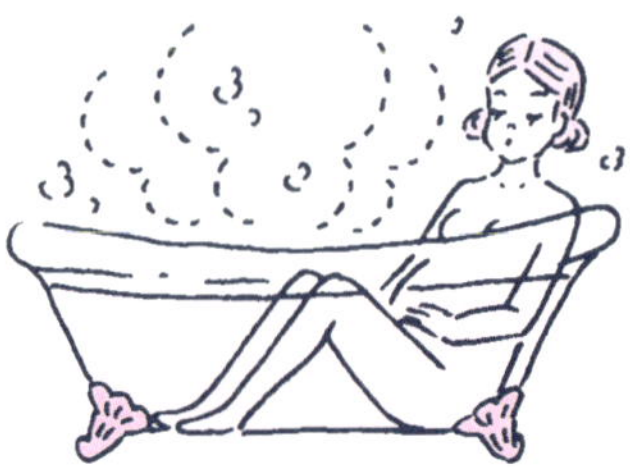

Part 2

ぐっすり眠ってきれいになる うっとり入浴

湯ぶねに入る瞬間に
おなかの底から「あぁ〜」と声を出そう

湯ぶねにつかるときに
声を出すと血圧上昇が防げる

声を出すときは
体の奥底から思いっきり

鼻から吸い込めば
鼻の**粘膜が潤う**

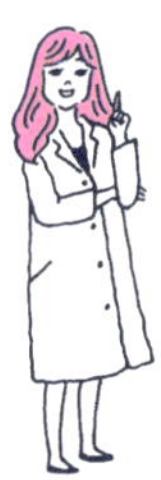

おなかの底から
声を出して
ストレス解消！

「あぁ～」と声を出して極楽タイム

1 「あぁ～」と声を出しながら湯ぶねにつかる

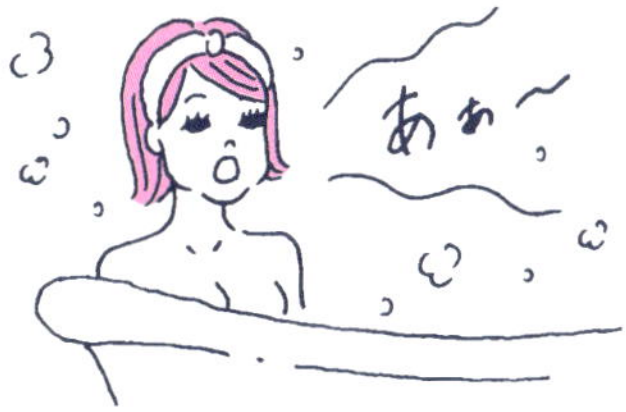

湯ぶねに腰まで入ったら、おなかから声を出して全身つかる。

2 バスタブの縁に頭を預ける

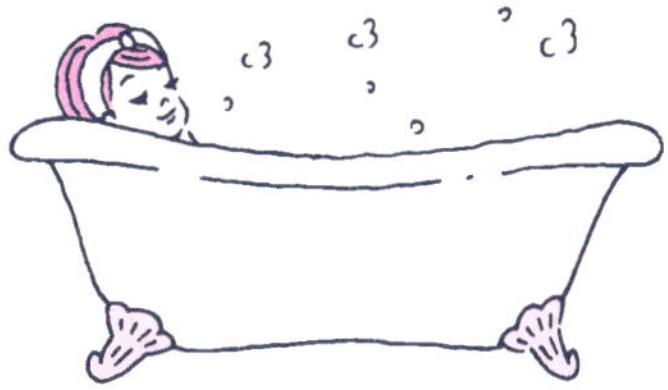

縁に頭をのせて全身の力を抜き、体をお湯に浮かせてのんびり。

3 口から吐く→鼻から吸う、ゆったり呼吸

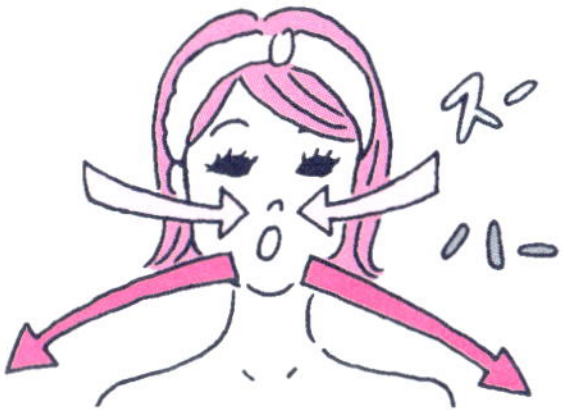

口から細く長く息を吐き、鼻からゆっくり息を吸い、呼吸する。

4 体の力を抜き、ゆったりする

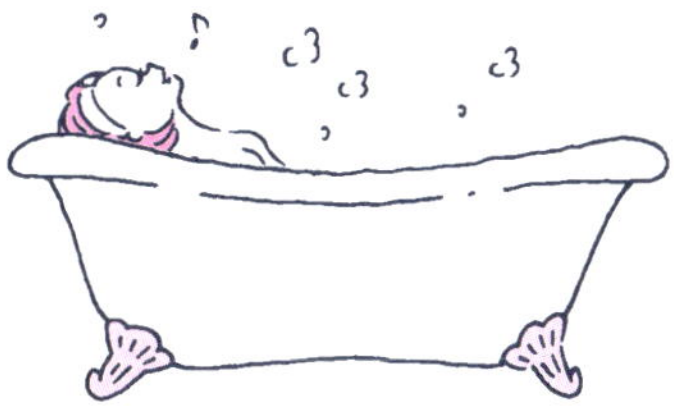

浮力にまかせてゆらゆらと。重力から解放されて緊張がほぐれる。

声を出すと血圧の上昇を抑えることができます

人は湯ぶねにつかった瞬間、交感神経が優位になり、血圧が上がります。それを防ぐには、湯ぶねにつかるときに「あぁ～」と声を出して息を吐き出しましょう。副交感神経が優位になり、血圧上昇を抑えます。

声は女性っぽく控えめに出すのではなく、おじさんのように体の奥底から出すのがポイント。一日の疲れが一気に吹き飛びます。声を出すと鼻やのどの粘膜も潤い、気分転換にもなります。

浴室は**ほのかな明かり**が理想。電気をOFFにしてもOKです

浴室の照明は**そのままだと明るすぎ**る！

睡眠ホルモンを分泌させるなら**できる限り暗い空間**に

キャンドルは換気扇が必要なので**冬場は禁物**！

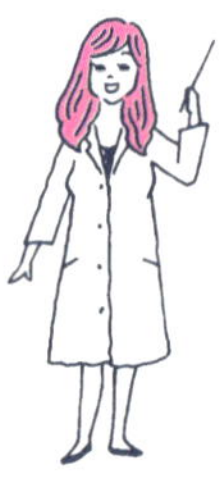

電気をつけずに入るとリラックス効果大

照明をつけるのは掃除のときだけ！

Point 1

電気をOFFにする

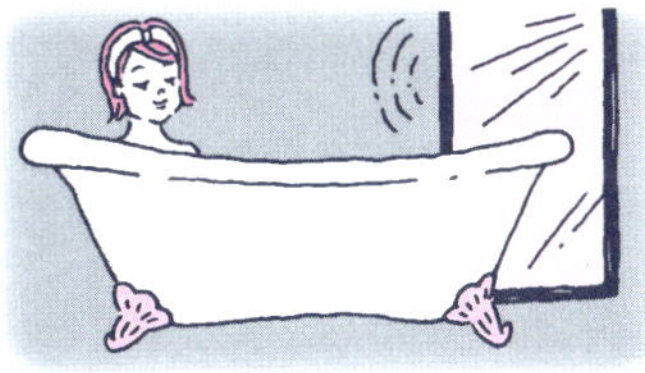

脱衣所だけ電気をつける、お風呂用の間接照明を使う、といった手も。

Point 2

30ルクス程度のほのかな明かりがよい

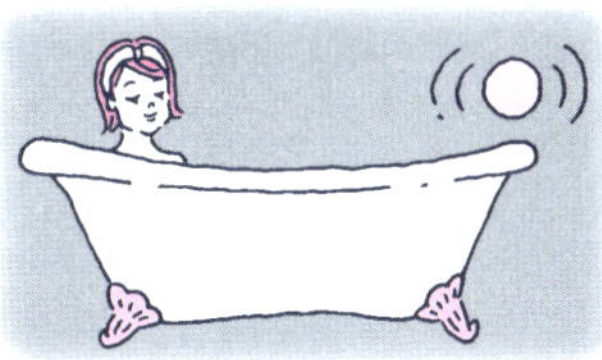

照明はほのかな明かりが理想。赤っぽい暖色系の電球にするとなおよい。

Point 3

キャンドルを使うなら冬以外で

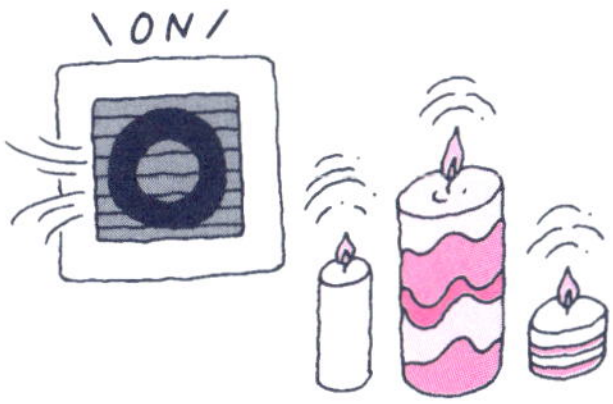

換気が必要なので冬は不向き。キャンドルは天然素材のものを選んで。

電気が明るすぎてない？必要に応じてとりかえて

浴室は天井が低く、光源が近いため思った以上に明るいもの。夜間のメラトニン（睡眠ホルモン）分泌を妨げないためにも、できる限り暗い空間にしましょう。脱衣所の電気をいったんオフにしてから入室すると自然と慣れます。入浴後は脱衣所をオフにし、浴室の電気だけでドライヤーをかけるのもおすすめ。

キャンドルはろうが燃えると二酸化炭素が発生するので、使うときは必ず換気扇を回して。

聞こえるか聞こえないかの小さな音で「トロイメライ」を聴こう

「トロイメライ」は**血圧を下げる**効果がある

遠くから聞こえるくらいの音量が理想的

自分の発する音に**耳を傾ける**のもヒーリングに

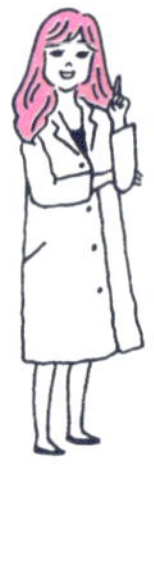

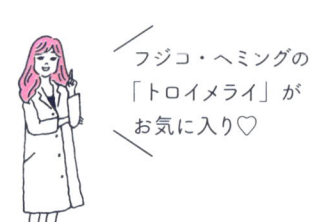

フジコ・ヘミングの「トロイメライ」がお気に入り♡

「音」を活用してリラックス！

Point 1 リラックスNo.1音楽は「トロイメライ」

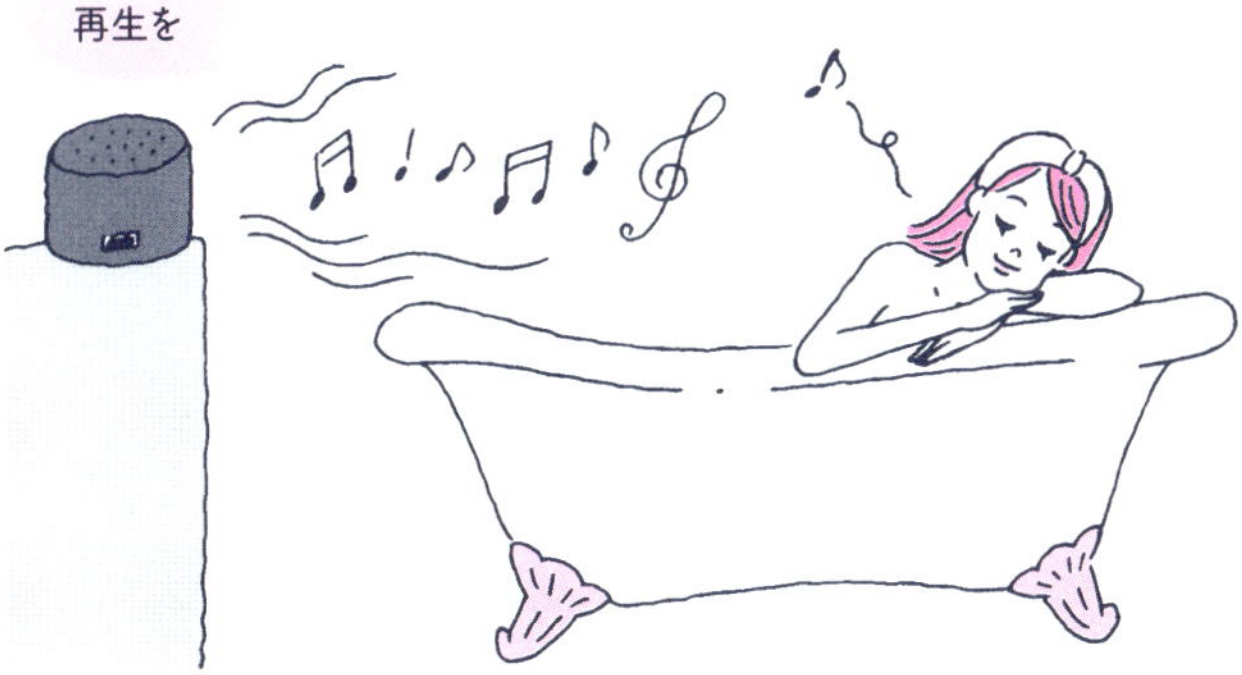

クラシックの中でもリラックス効果が高い曲が「トロイメライ」。浴室用スピーカーを使うならほんの小さな音で。

Point 2 波の音や川のせせらぎなどヒーリングミュージックもおすすめ

美しい自然の風景を思い浮かべ、現実から意識を遠ざけよう。

Point 3 自分が発する音に耳を傾けるのもいい

お湯をポタポタ垂らす音や、浴槽のお湯のゆらめきの音を感じて。

「音」を工夫して心身ともにリラックス

入浴中に音楽があると、よりリラックスできます。おすすめはシューマン作曲の「トロイメライ」。新潟大学の研究から、腎臓を制御する交感神経が低下し、血圧が下がることがわかっています。ヒーリングミュージックも◎。

全く無音が好きなら、それでもOK。日中はさまざまな音を無意識に感じとっているため、耳は疲れています。浴室の静かな空間で、水音だけを感じながら、ゆっくりとつかって。

シャンプー、入浴剤、アロマオイル…**香りの力**でますますうっとり♡

1日の終わりは
お風呂でかぐ**香りでリラックス**

ラベンダーのアロマなら
間違いなくよく眠れる

アロマオイルは**マグカップ**や
お風呂のふたに垂らす

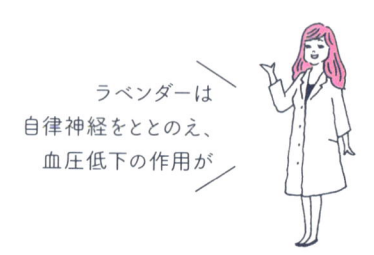

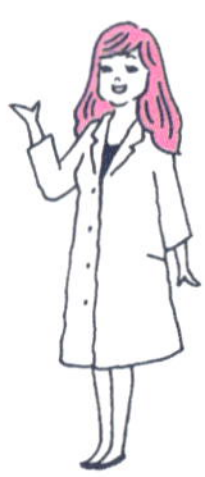

ラベンダーは
自律神経をととのえ、
血圧低下の作用が

アロマオイルを使うなら

アロマディフューザーを使う

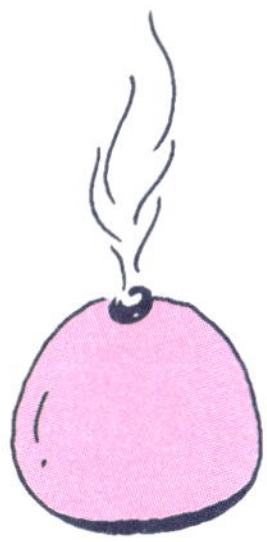

お風呂用アロマディフューザーを使っても。ライトつきのものも。

3滴ほど垂らす

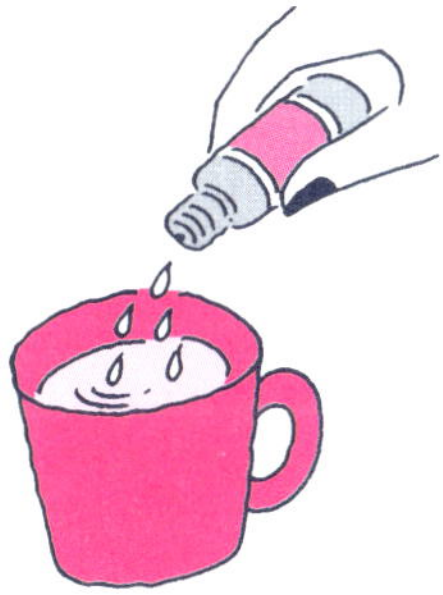

湯を張ったカップやお風呂のふたの端に3滴ほど垂らして。

カップから直接かぐ

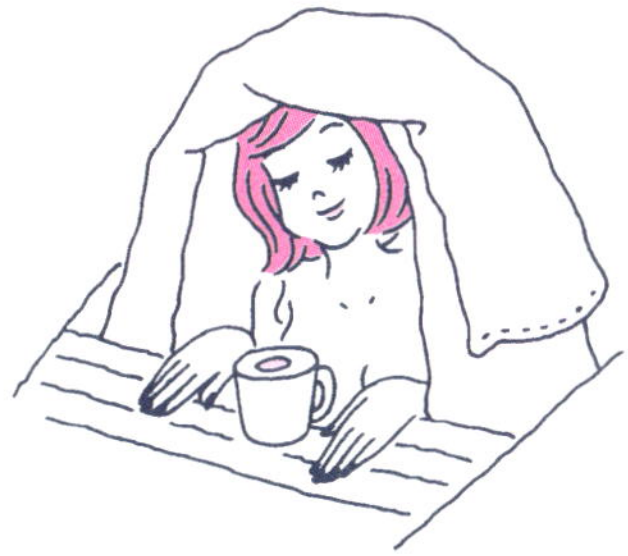

タオルを頭からかぶり、カップに垂らしたアロマをかぐと効果的。

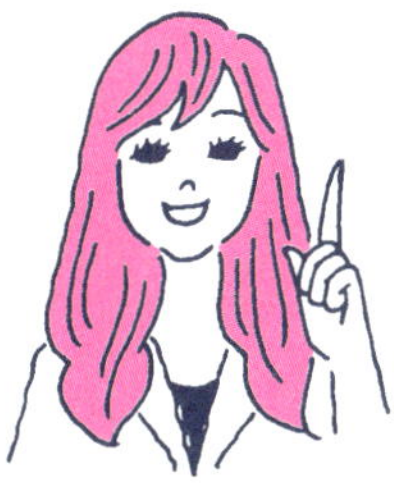

ティーツリーは
殺菌作用があるので
かぜ予防にも

嗅覚はダイレクトに感情に結びつく

嗅覚は五感のなかでも最も敏感。香りを自覚する前に「幸せ」や「憂うつ」など瞬時に感情に結びつきます。だからシャンプーやせっけんなど、お風呂で使う香りをかぐと「あぁ、夜が来た」と感じられるのです。

アロマオイルは、湯ぶねに垂らすと揮発しやすいため、お湯を注いだマグカップに数滴垂らして直接かいだり、お風呂のふたの端に点々と垂らしたりして。入浴後にさっと流しましょう。

心も体もトロトロになる入浴剤、炭酸ガス系ならあたたまり度がケタ違い！

入浴剤は毎回使わないともったいないない

特にあたたまるのは血管を広げる**炭酸ガス系**

炭酸ガス系の入浴剤を使えば**入浴時間は短くてもＯＫ**

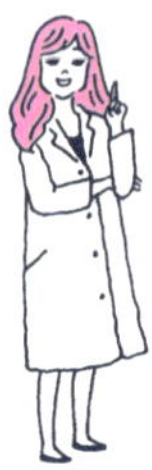

入浴剤いろいろ

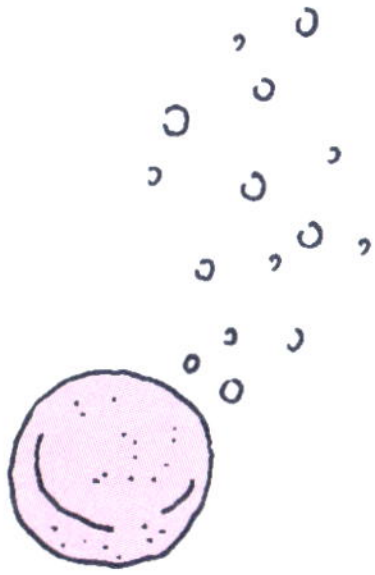

酵素系

パパインなどの酵素が、皮膚表面の角質層の汚れを除去。

炭酸ガス系

末梢血管を拡張させ、血液循環を促進。保温力は格別。

清涼系

メントール配合は、ハッカのすがすがしい清涼感が特徴。

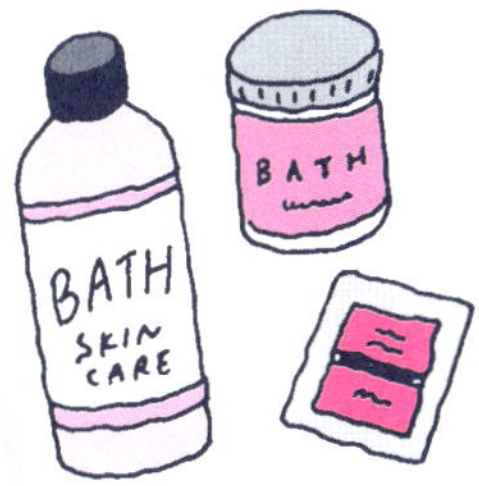

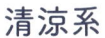

スキンケア系

ホホバオイルやスクワラン、セラミド配合でうるおいを与える。

無機塩類系

血管を広げる硫酸ナトリウム・マグネシウムなどを含有。

あたたまり度が高いのは炭酸ガス系

入浴剤には、体をあたためる効果をあげるものや肌がツルツルになるものなどさまざまなタイプが。なかでも断然あたたまるのが、泡が出て、血管の広がりを促進する炭酸ガス系。㈱バスクリンの調査でも、さら湯より入浴後のあたたまり度が高いという結果が出ています。

血流がよくなれば、栄養や酸素が末端までいきわたり、保温度もアップ。冬は特に炭酸ガス系がおすすめです。

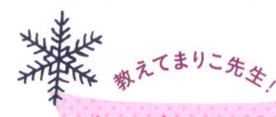

教えてまりこ先生！

冬の寒さを防ぐ入浴法

お風呂上がりはもちろん、
入る前からの
寒さ対策が必要です。

浴室に入ったときの「寒っ」を徹底的に防ぐ

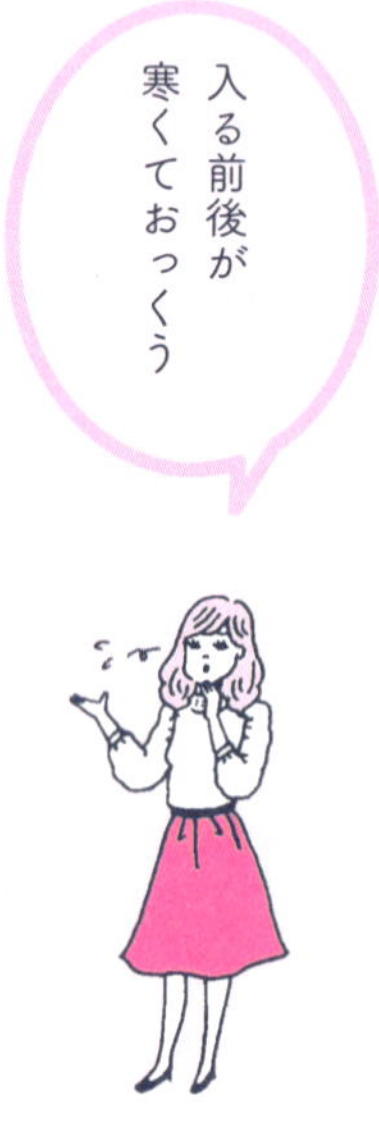
入る前後が
寒くておっくう

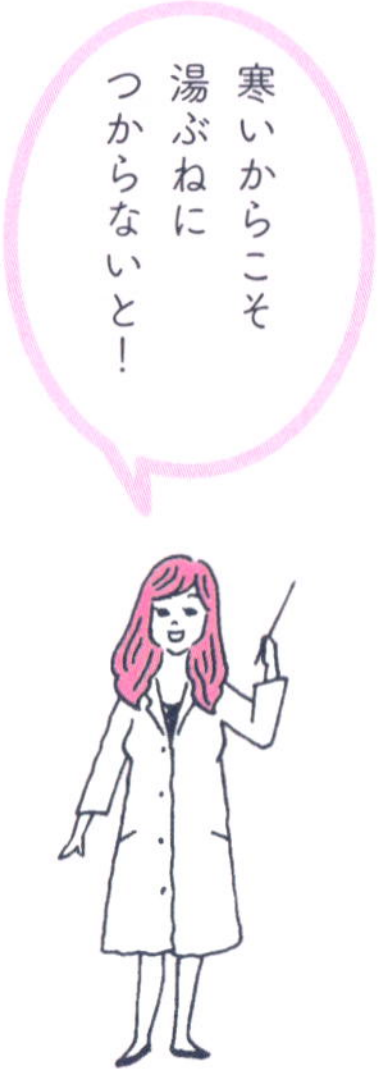
寒いからこそ
湯ぶねに
つからないと！

冬場のお風呂でこわいのは、気温差による血圧変動で起こる「ヒートショック」。ご高齢者の中には亡くなるケースもあります。たとえ若くても、お風呂場に入ったときに寒さで震え上がるのは体に負担。特に浴室が「寒い！」と感じる人は、事前に浴室を十分にあたためて。

お風呂での「寒っ」を予防する8step

1 ふたをしてお湯を張る

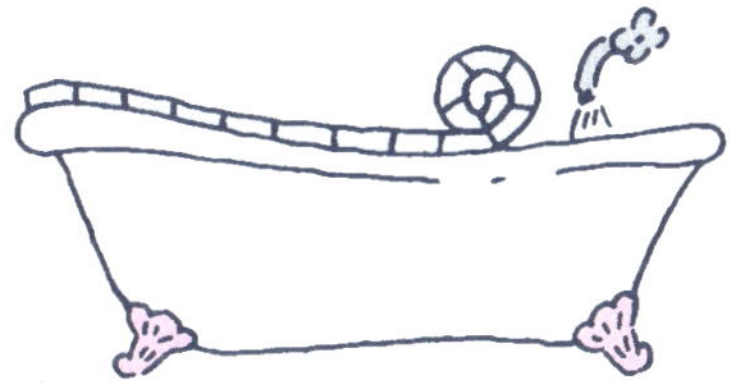

2 お湯が沸いたら浴室暖房をつける

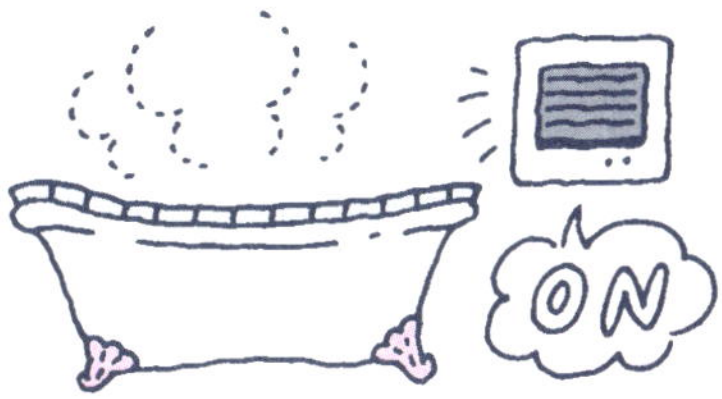

3 浴室の扉をあけて脱衣所をあたためる

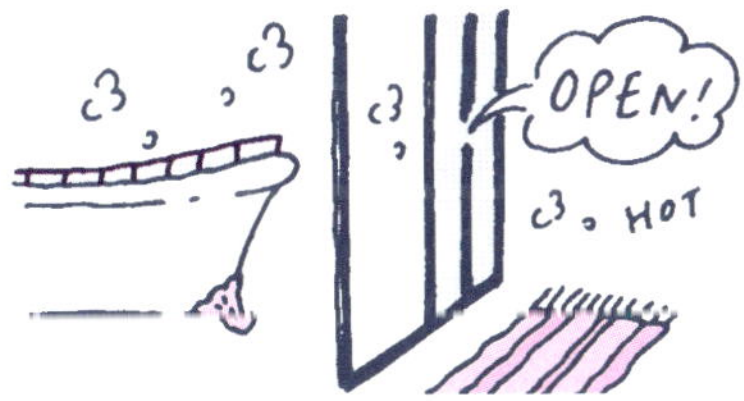

4 服を脱ぐ前にしばらくシャワーでお湯を出す

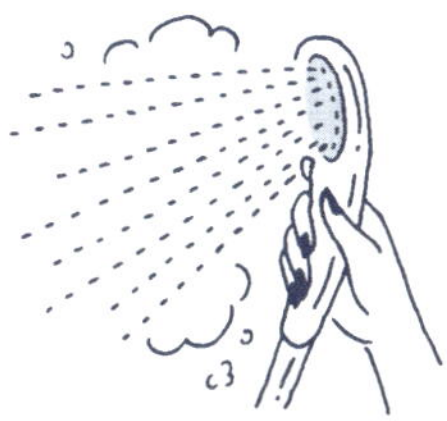

5 脱衣所で服を脱ぐ

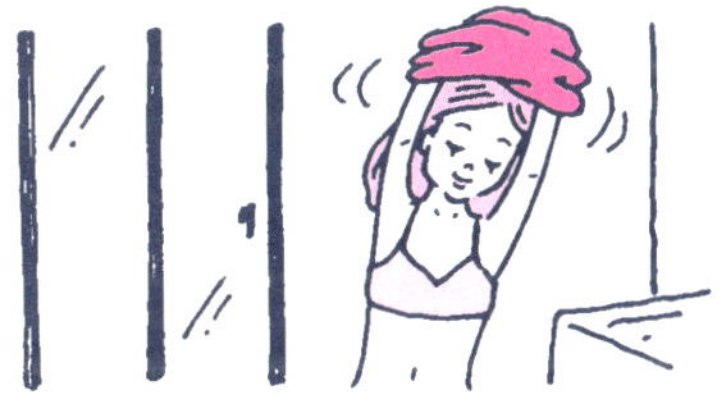

6 浴室暖房を消す

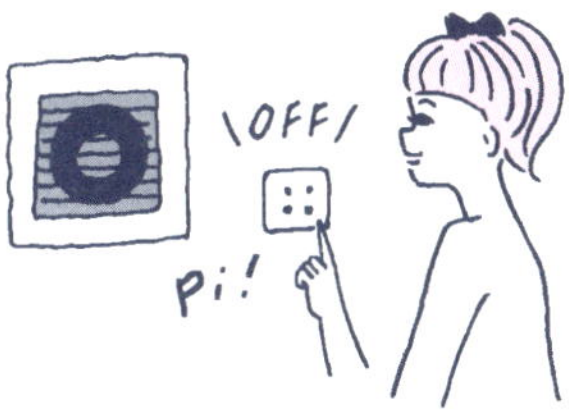

7 浴室に入る

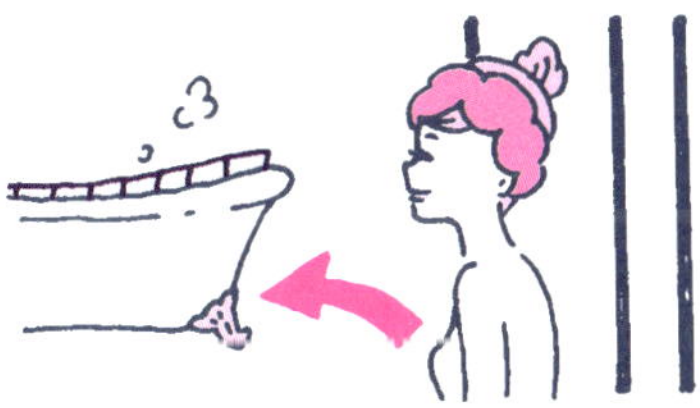

8 すぐにシャワーで体をあたためる

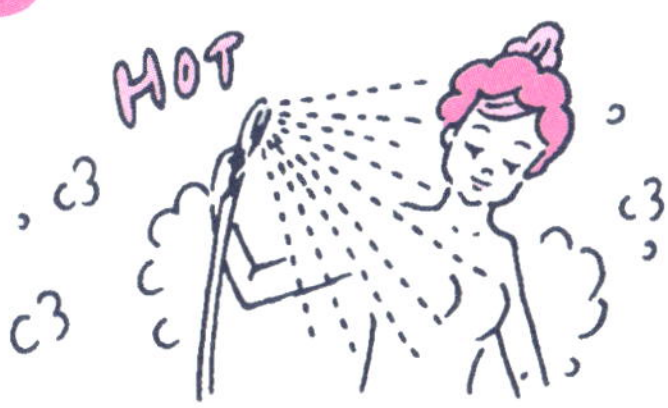

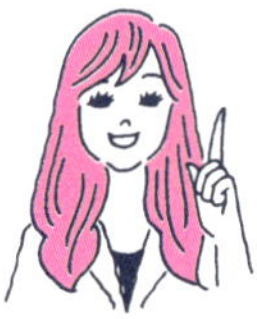

冬の寒さに負けない入浴法

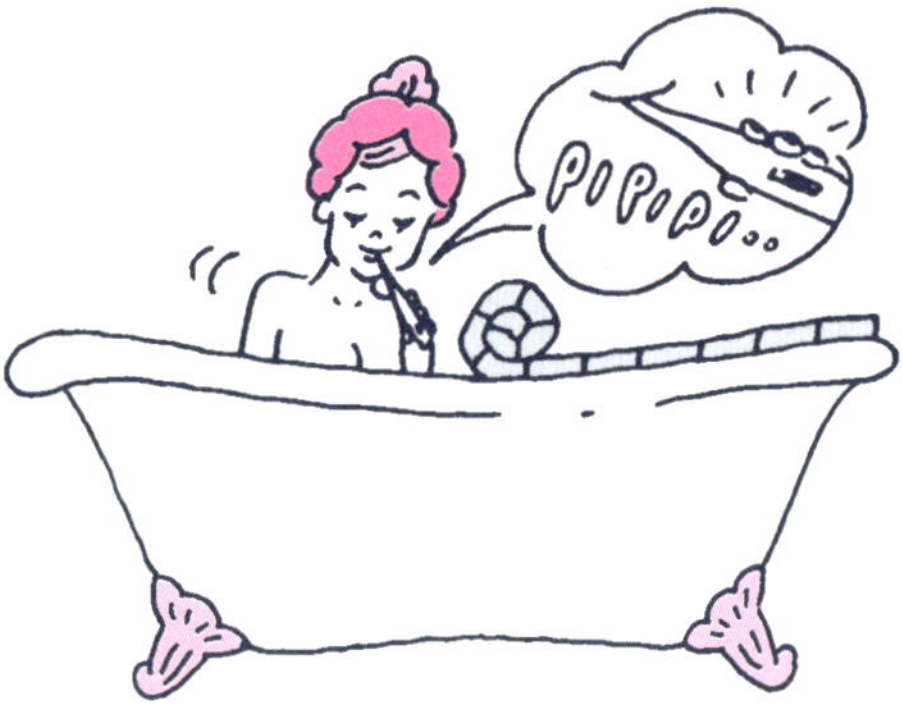

86
ページ

HSP UP浴を試してみる

基本の入浴法でも冷えを感じるときは、「40度20分」or「41度15分」のHSP UP浴を試してみましょう。お風呂上がりは、暑くて汗がダラダラ流れ出るほどです。

寒いからといって高温はNG。適温は40度

42度以上の高温にすると、熱くて長時間湯ぶねにつかれません。すると、あたたかい血液が全身に回らず、脱衣所で寒くなるという事態に。必ず水温計を用意し、冬でも40度をキープして。

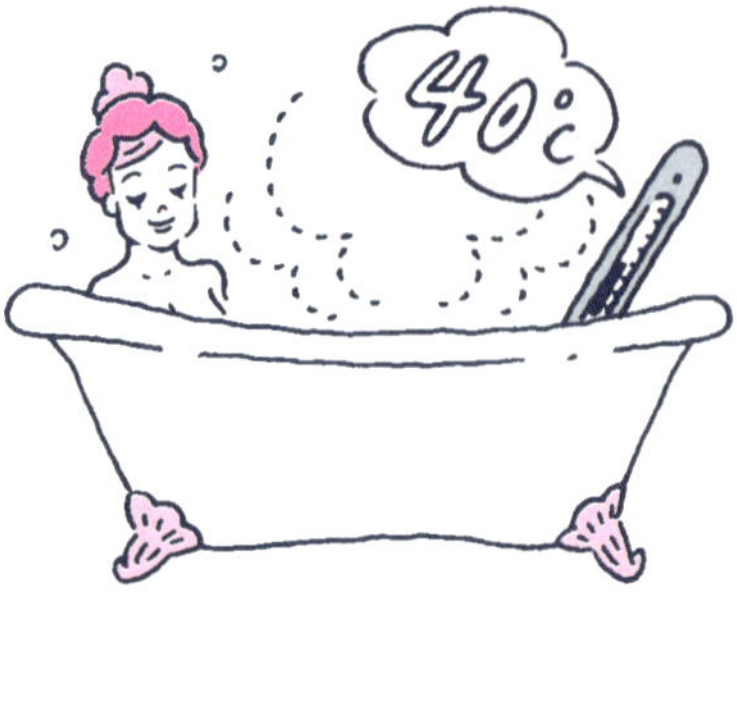

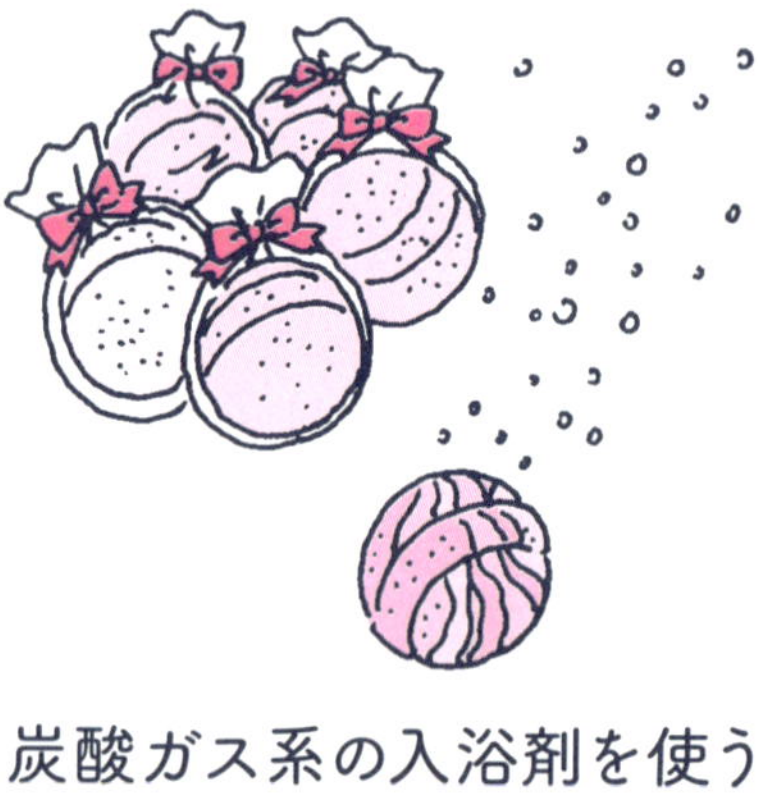

炭酸ガス系の入浴剤を使う

寒い時期におすすめの入浴剤は、血管を広げて体温をしっかり上げてくれる炭酸ガス系。あたたまり度が格段にアップします。血流を促進すると保湿力が上がるので、肌の乾燥もやわらぎます。

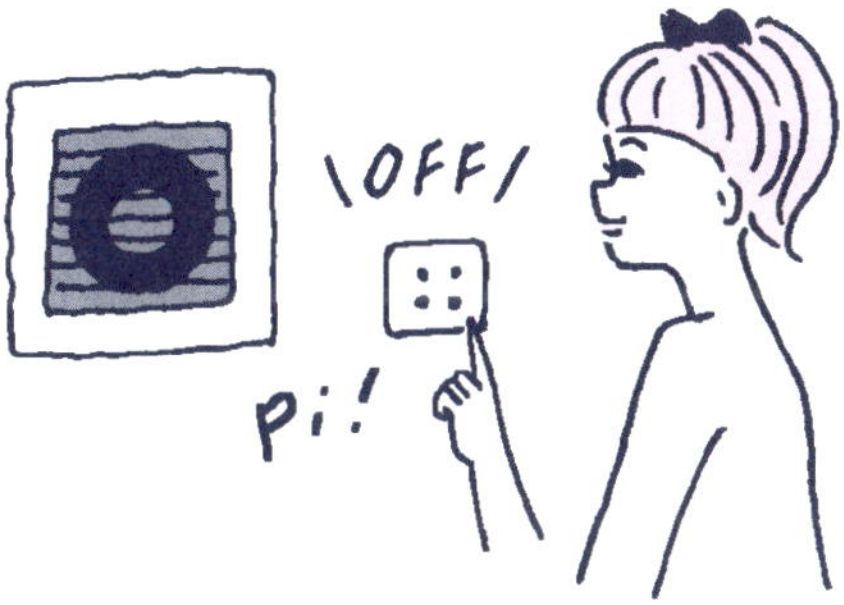

換気扇はきっちりスイッチオフ

冬はちょっとした風も肌に当たると寒く感じるので、換気扇のスイッチは必ず消して。うっかりつけっぱなしにして、洗髪中にすでに寒い、ということはよくあります。

脱衣所に暖房器具を用意する

いくら工夫して湯ぶねにつかっても、家の造りによっては窓から冷気が入り込み、入浴後に寒さを感じることも。そんな場合は脱衣所に暖房器具をおきましょう。

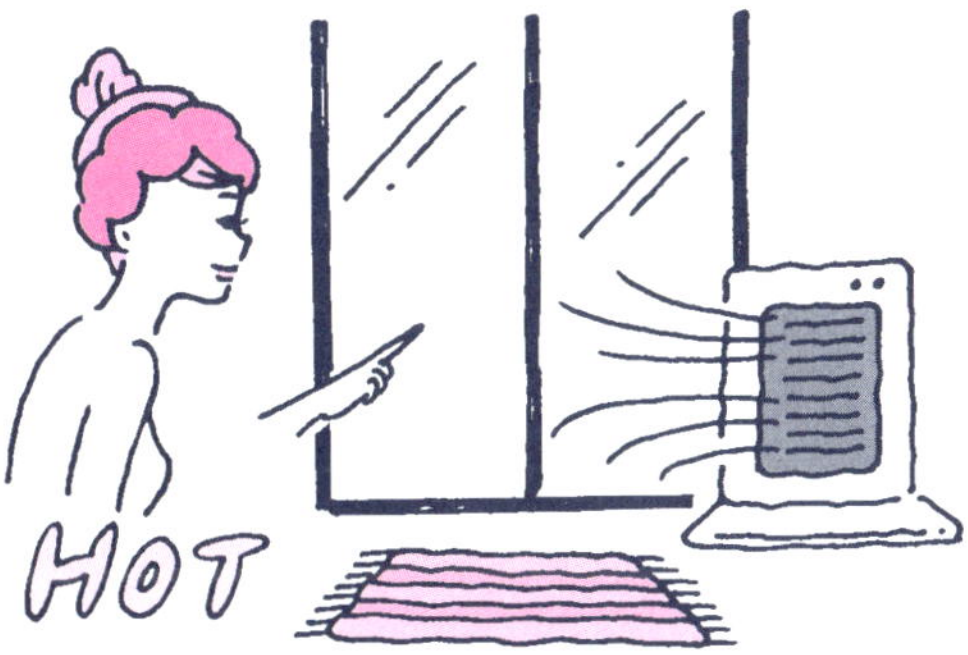

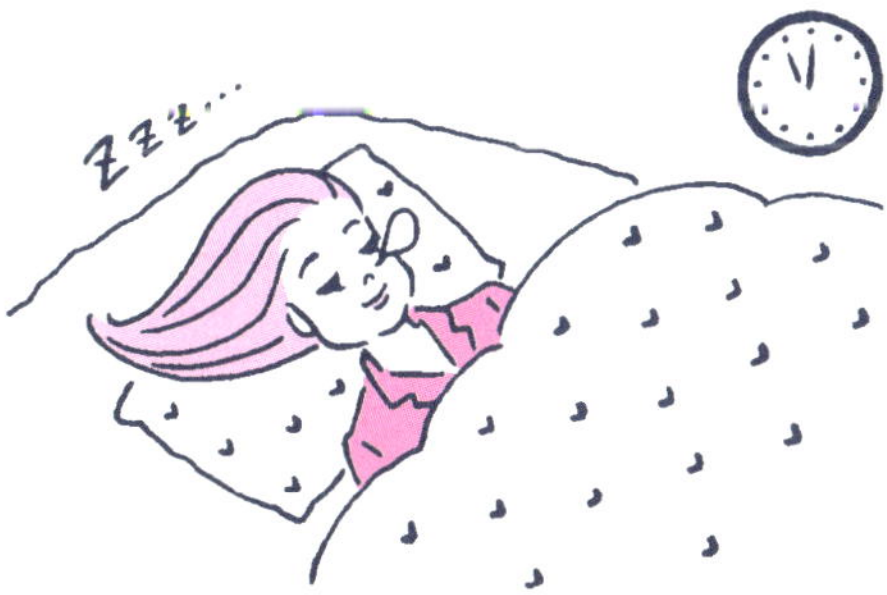

入浴後30分、遅くても1時間以内に布団に入る

入浴後から寝るまでの時間をあけすぎないこと。寝る30分〜1時間前にはお風呂から上がり、レッグウォーマーとソックスで保温を。ベッドに上がったらソックスだけ脱いで。

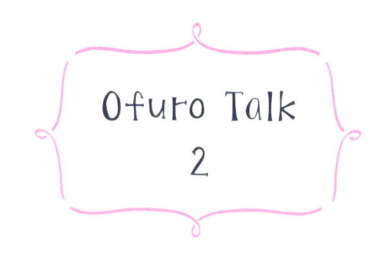

Ofuro Talk 2

産後は自分一人の湯ぶねで好きな歌を熱唱

出産してからは、お風呂は分浴（78 ページ）を実践しています。

1回目のお風呂は、子どもとのコミュニケーションのため。裸で抱き合い「いまから寝るんだよ」と子どもに話しかけながら、体や髪を洗ってあげます。子どもは体があたたまりやすいので、それほど長くつからなくてOKです。

2回目は、自分が寝る1時間前。入浴剤を入れた湯ぶねに、一人でしっかりつかります。一人になれる貴重な時間なので、私は思いっきり歌を歌っています。本を読んだり、キャンドルをともしたり、楽しめることなら何でも OK。五感の刺激を加えると、お風呂がより極楽空間になります。子どもの様子が気にかかってゆっくりできないなら、モニターやセンサーなどを活用してみては。

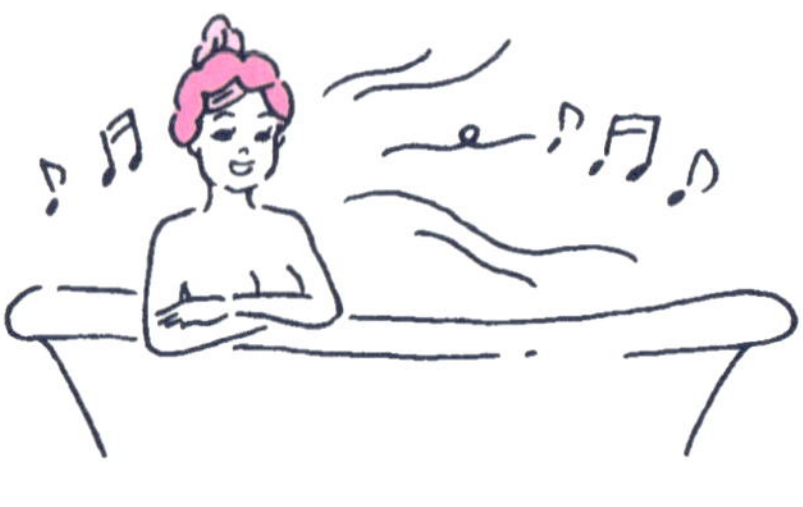

Part 3

忙しいときはこう入る！「面倒くさい」に負けないお風呂ワザ

入浴時刻は**起床時間から**逆算して決める

人の体には生まれつき備わっている**「体内時計」**がある

体内時計がずれると**時差ボケ**が起きて不調を感じる

入浴や食事の最適時刻を決めると健康に過ごせる

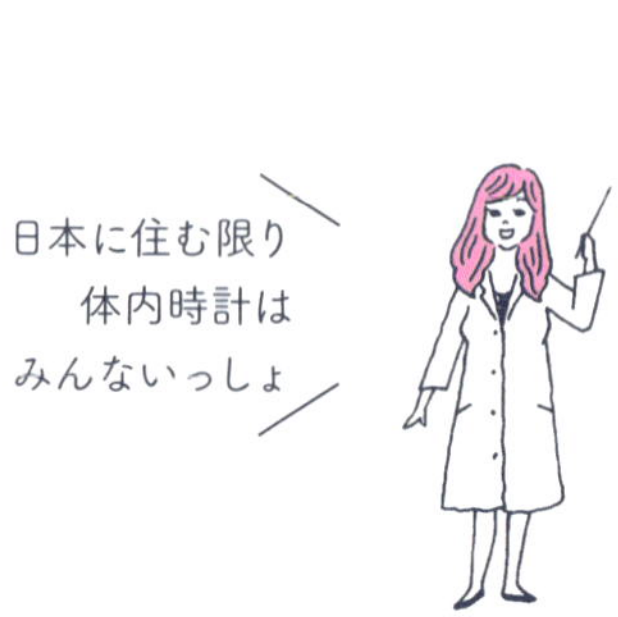

入浴時間はどうやって決める？

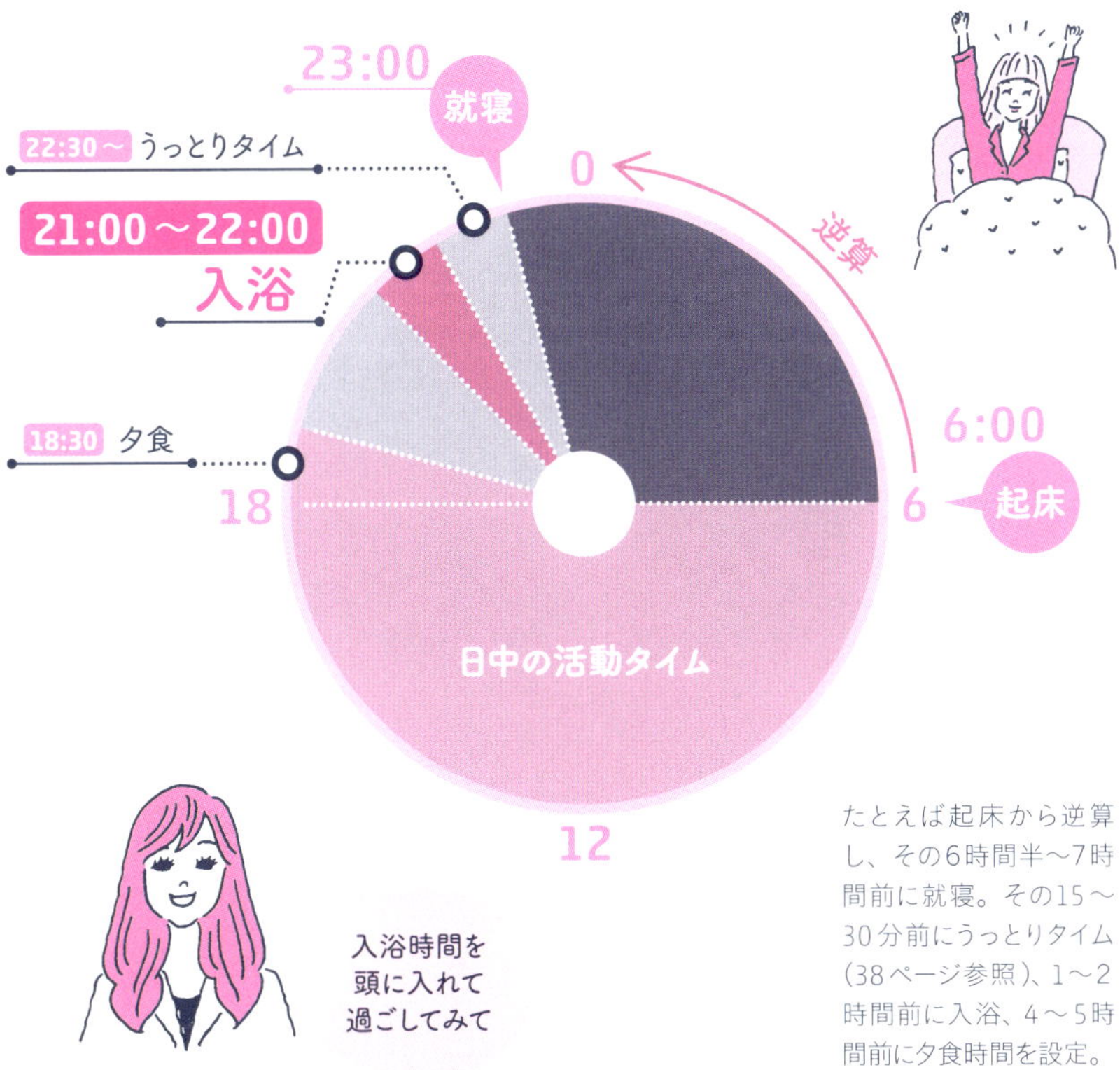

たとえば起床から逆算し、その6時間半～7時間前に就寝。その15～30分前にうっとりタイム（38ページ参照）、1～2時間前に入浴、4～5時間前に夕食時間を設定。

体内時計の調整はお風呂と食事がカギ

太陽が昇ったら起きて、沈んだら眠る……私たちの体には時を刻むメカニズム「体内時計」があります。海外に行くとこの時計がずれる、いわゆる「時差ボケ」で不調を感じます。

でも日本にいても、不規則な生活がつづくと、時差ボケのようになることも。

すこやかな体をキープするには、起床や就寝、入浴、食事を最適時刻に設定し、体内時計をととのえることがたいせつです。

帰りが遅くなった日はお風呂を2回に分ける「分浴」を

夜は湯ぶねにつかるだけ。翌朝、髪を洗いましょう

お風呂を2回に分ければ睡眠時間を確保できる

そもそも残業を当たり前にしないことも大切

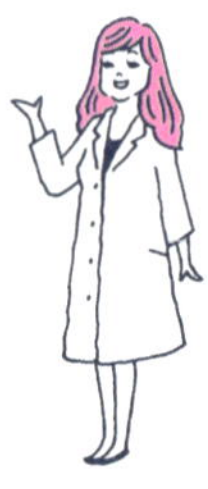

寝る前は湯ぶねにつかること、早く寝ることを優先。

「分浴」ってどうするの？

翌朝

洗浄

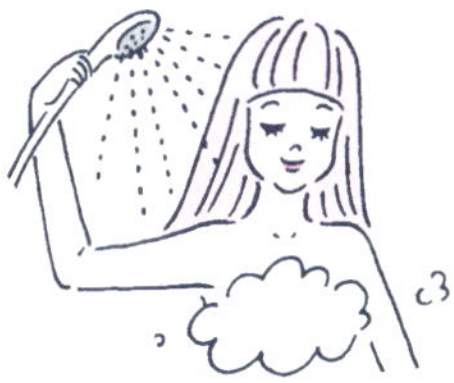

夜は早く寝ることを優先し、髪や体を洗うのは翌朝に。

夜、帰宅後

湯ぶねにつかる

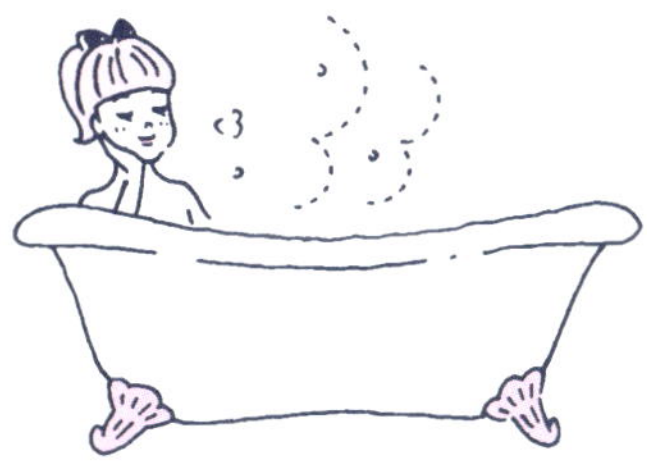

40度
15分

寝る前の入浴は、よく眠るためのもの。湯ぶねにつかるだけでOK。

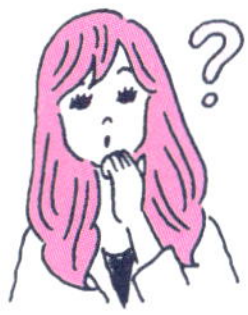

そもそもその残業、必要？

ストレッサー（残業）とキャパシティー（お風呂や睡眠）を天びんにかけたときにストレッサーが軽く、キャパが重くなるのが理想。残業を減らすには、まず上司に交渉しよう。残業を当たり前と考えないで。

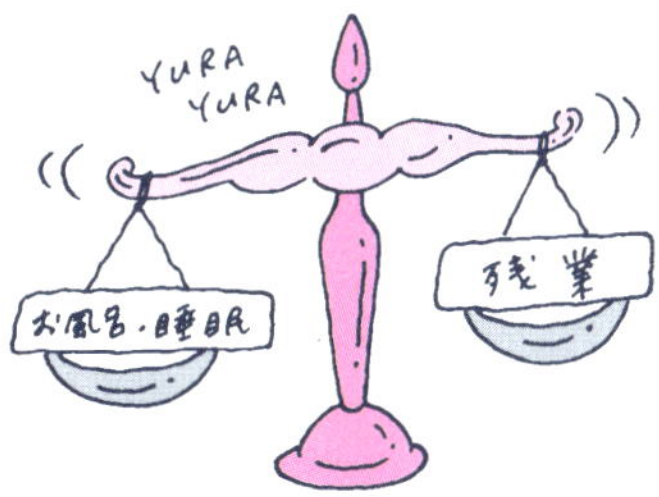

夜はリカバリー、朝は洗浄と2回に分けて

残業して夜遅くに帰宅、となると入浴時刻が遅くなり、睡眠時間が短くなってしまいます。髪を洗えば乾かす時間もかかるので、湯ぶねにつからずシャワーだけにしたくなるもの。

そこで実践してほしいのが、お風呂を2回に分ける「分浴」です。1回目は体のリカバリー目的で寝る前に、2回目は翌朝に洗浄の目的で行います。帰宅したら、ソファに座らずまずお湯をため始めましょう。

飲み会があっても**入浴開始タイム**までには帰ろう

あらかじめ**入浴開始時刻**を
頭に入れてから飲み会に参加

夕食終了時刻も決めて、
それ以降はあたたかいお茶を

飲みすぎたときは**手浴**をしてから
眠りにつくとぐっすり

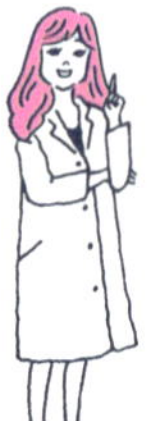

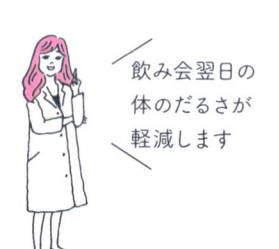

飲み会翌日の
体のだるさが
軽減します

入浴開始時刻を頭に入れておく

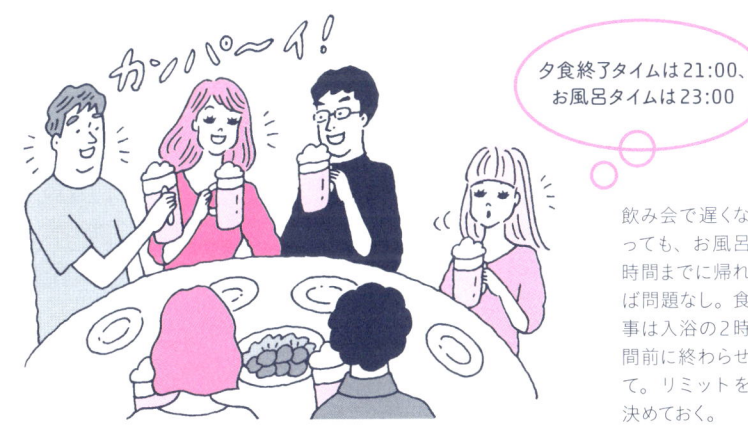

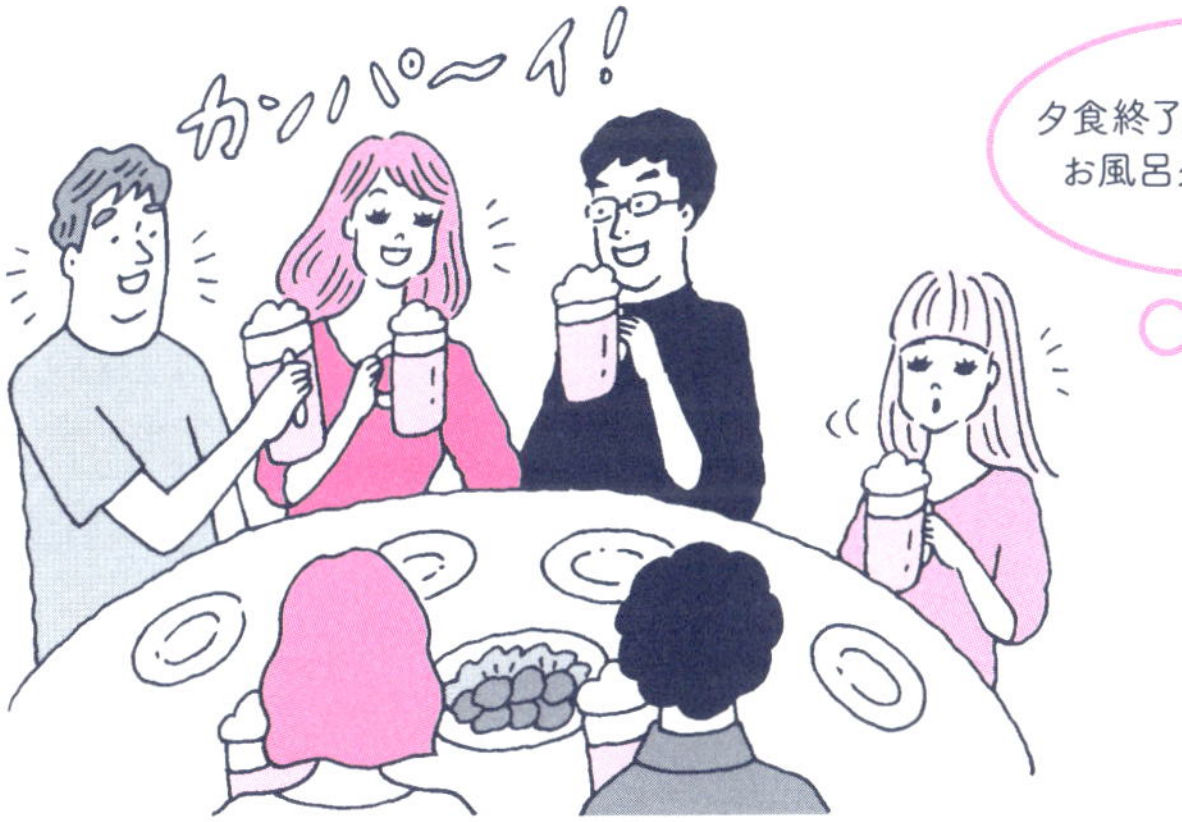
カンパ〜イ!
夕食終了タイムは21:00、
お風呂タイムは23:00

飲み会で遅くなっても、お風呂時間までに帰れば問題なし。食事は入浴の2時間前に終わらせて。リミットを決めておく。

飲みすぎたら手浴でOK

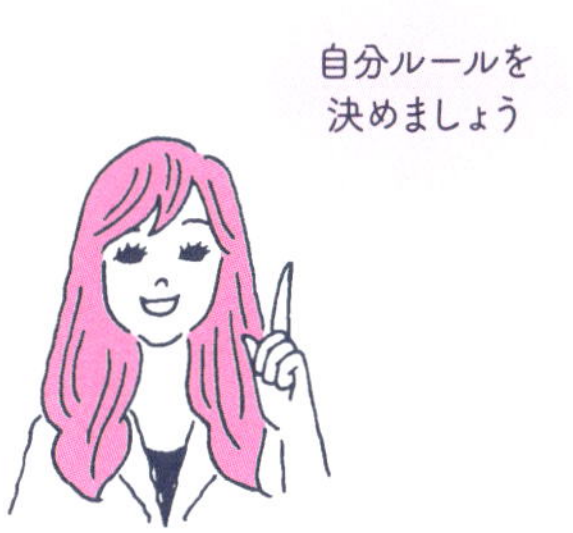
自分ルールを
決めましょう

飲みすぎた自覚があるときは、お風呂はやめて、洗面器や洗面台にお湯を張って、手浴のみ行えば安全。手先から放熱し、よく眠れる。

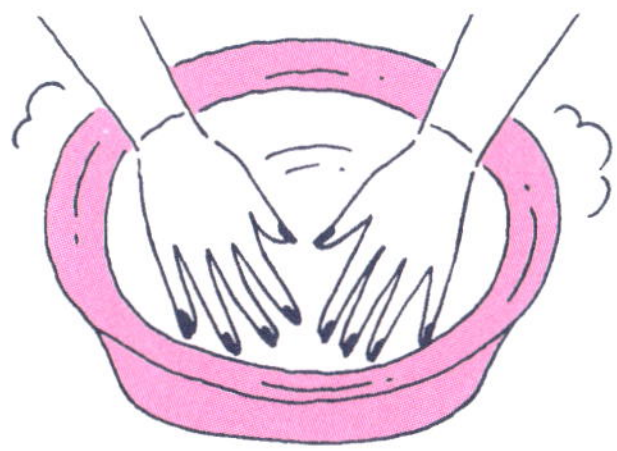

入浴時間を頭に入れて 飲み会に参加しましょう

飲み会があるときも、翌朝の起床時間から逆算した「入浴開始時刻」を頭に入れておき、その時間までに帰れるようにしましょう。就寝時刻だとお風呂時間がなくなりがちです。あくまでも毎日の就寝時刻、入浴時刻は変えないこと。

飲酒後の入浴は転倒や居眠りにつながり危険。飲みすぎたときは手浴のみでOKです。手先から体の内側の熱が逃げるため眠りやすくなります。

夜遅い時間のテレビを見たいときもやっぱり「分浴」

どうしても見たい番組があるときは**お風呂を2回**に分ける

1回目は、番組が始まるまでに**シャワーからスキンケア**まですます

2回目は、番組が終わってすぐに**湯ぶねにつかる**

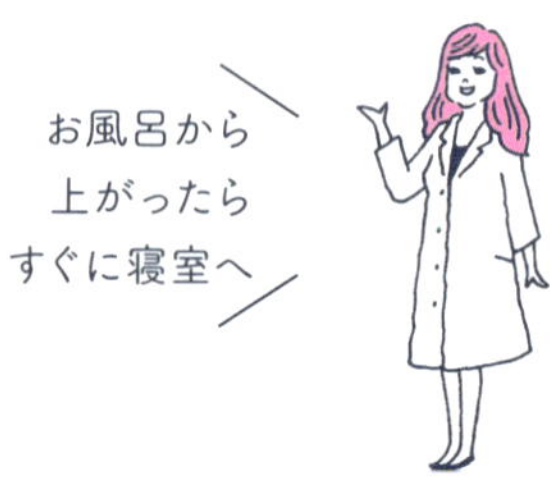

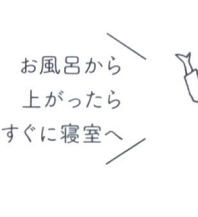

テレビを見るときの「分浴」の手順

1 番組が始まるまでにシャワー＆スキンケア

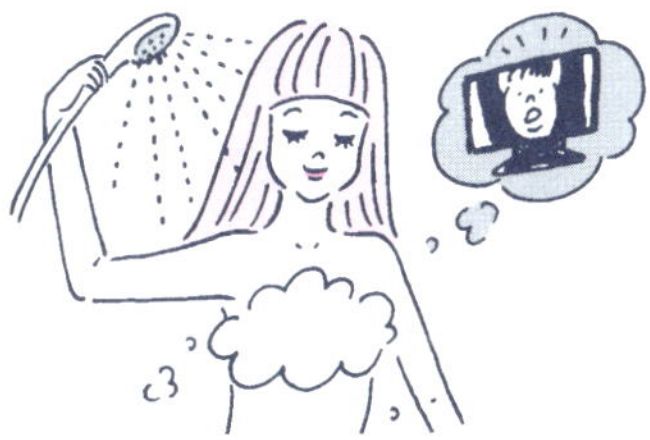

1回目のお風呂。髪と体の洗浄からスキンケア、髪の乾燥まですませて。

2 テレビを見ながらストレッチ

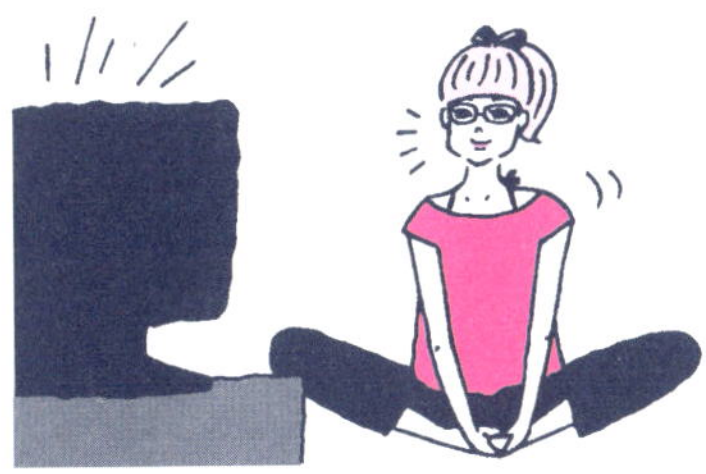

ストレッチしながら視聴。ブルーライトカットメガネをかけると◎。

3 番組終了後、すぐに湯ぶねにつかる

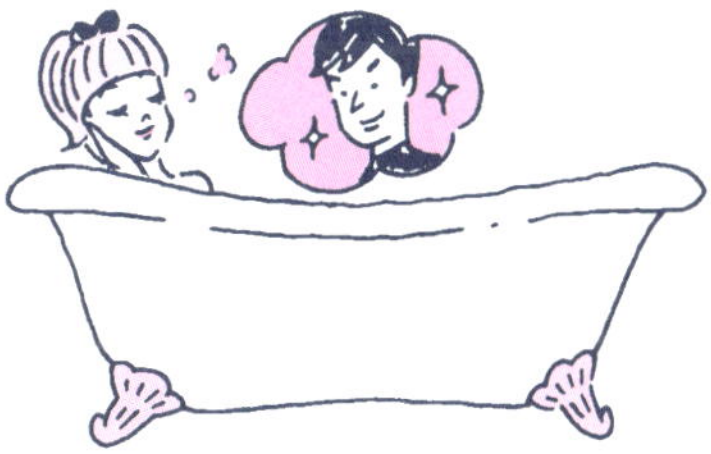

好きな俳優さんを想像しながら湯ぶねに。うっとりタイムも兼ねてOK。

4 入浴後はすぐに寝室に

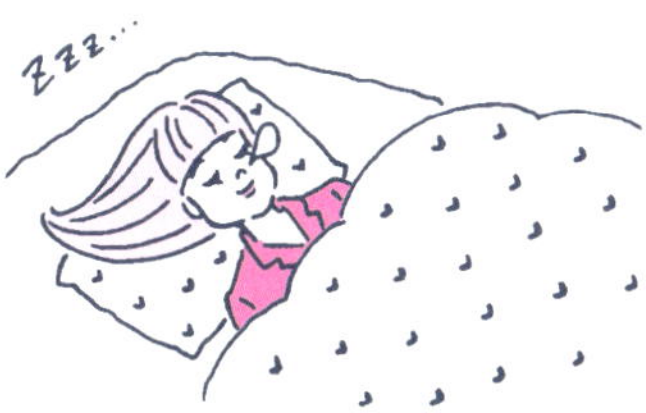

お風呂上がりは、すみやかに寝室へ。時間をおかず、布団に入ること。

番組が始まる前に洗髪&スキンケアを完了

時間節約のためにはテレビは録画がおすすめですが、どうしてもリアルタイムで見たいときは、お風呂を2回に分ける「分浴」を。

1回目は番組が始まるまでに髪と体を洗い、2回目は番組終了直後、湯ぶねにゆっくりつかるだけ。入浴後のうっとりタイム（38ページ参照）がとれないときは、湯ぶねでうっとりしてもOK。上がったらすぐに寝室に行って、眠りにつきましょう。

とにかく時間がないときは「ながら入浴」で乗り切る

- どんなに忙しくても
  湯ぶねに**きちんとつかる**
- お湯につかりながら
  洗髪や**歯みがき**すると時短に
- シャワーのときは
  足湯をすると効果アップ

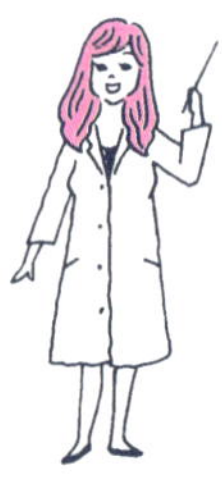

ながら入浴ワザ

1 湯ぶねにつかりながら洗髪

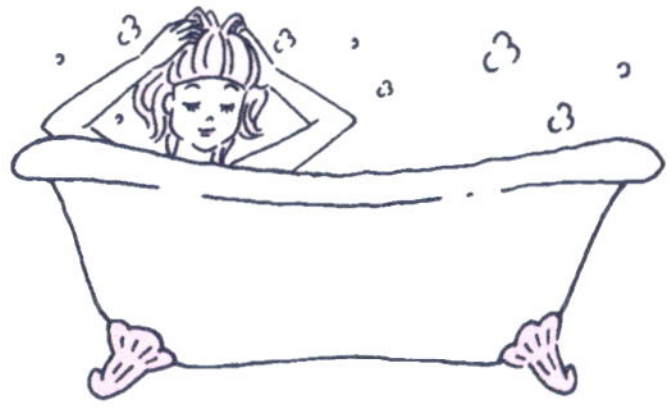

自分のあとに入浴する人がいなければ、15分つかる間に洗髪を。

2 足湯をしながら洗髪

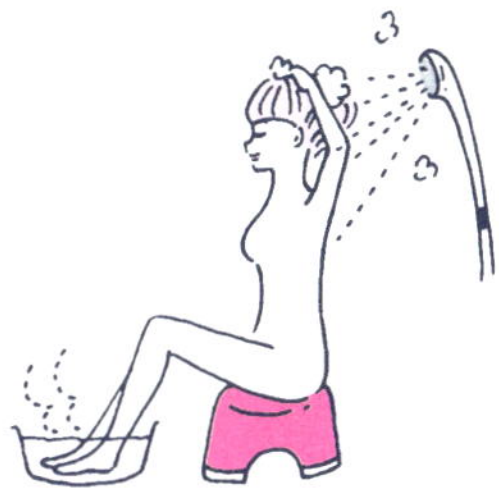

15分つかる時間がないときは、洗髪中に足湯を。温度は42～45度に。

3 湯ぶねにつかりながら歯みがき

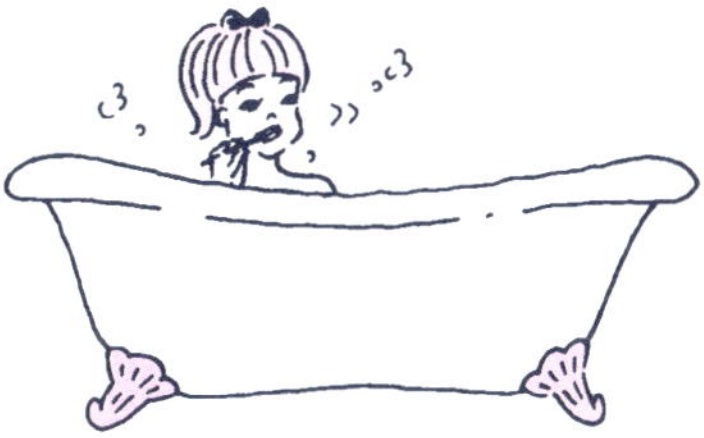

15分の本番入浴中に歯みがきして時短。歯ブラシは脱衣所に保管。

4 湯ぶねから出たり入ったりしながらスキンケア

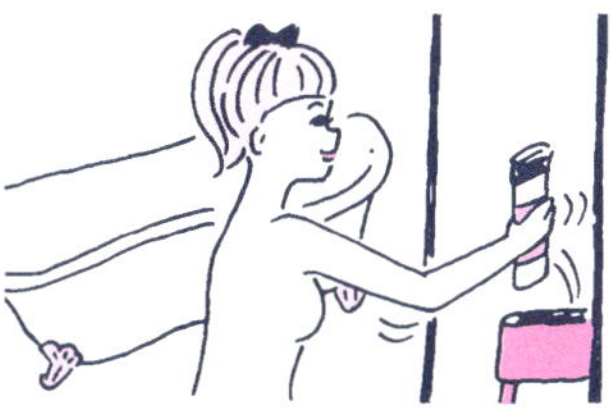

熱い湯ぶねと気温の違う脱衣所を行き来すると、体はホカホカに。

時間がなくても必ず湯ぶねにつかること！

どんなに忙しくてもシャワーだけで終わらせないこと。ぐっすり眠るためには、必ず湯ぶねにつかりましょう。

おすすめは「ながら入浴」。足湯をしながら髪を洗っても。また気温差のある場所を行き来することも、温冷浴のような効果が得られ、体があたたまりやすくなります。炭酸ガス系の入浴剤を使うのも入浴時間短縮になります。

一人で入る時間も必要。小さい子がいるなら絶対分浴

子どもと入るお風呂とは別に**自分だけで湯ぶね**につかろう

育児中はママの体を**お風呂でリカバリー**することは何より重要

寝る前は何も考えずに湯ぶねにちゃぷん

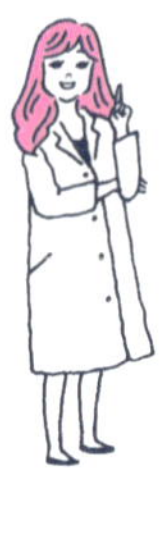

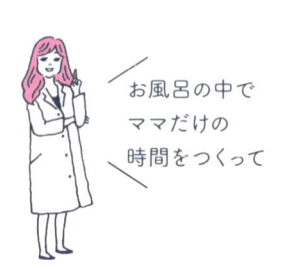

お風呂の中で
ママだけの
時間をつくって

夜寝る前

＼ママだけ入る／

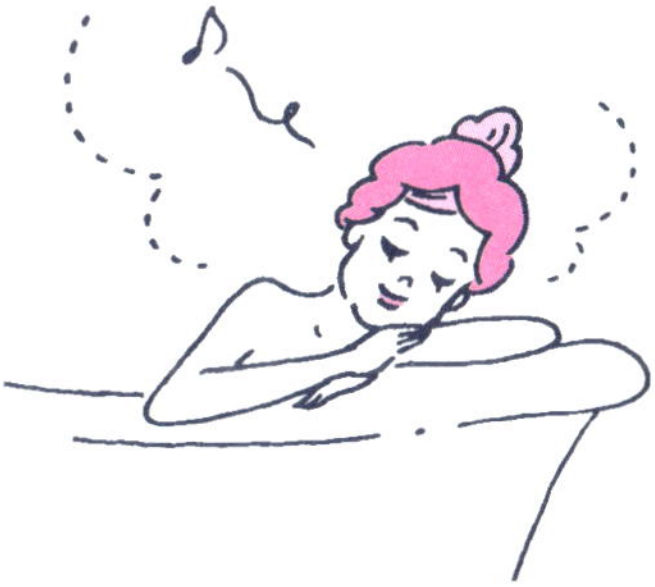

スキンケアまですませているので手軽。体だけ湯ぶねにつかりあたたまって。子どもの様子が気になるなら、モニターやセンサーを使うと安心。

夕方

＼子どもといっしょに入る／

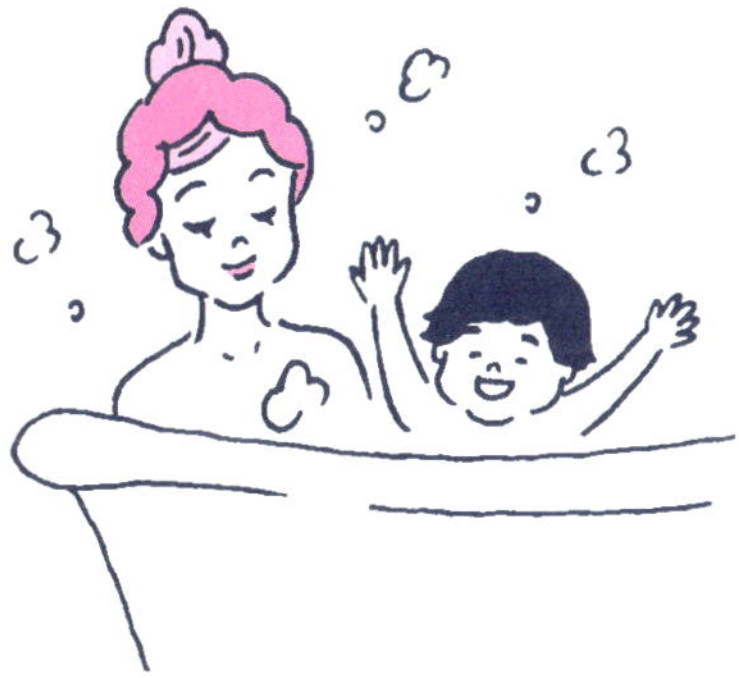

子どもの寝る時間に合わせて、いっしょに入る。髪や体を洗い、スキンケアもすませる。子どもは体温変動が大きいので、湯ぶねにつかる時間は短くてOK。

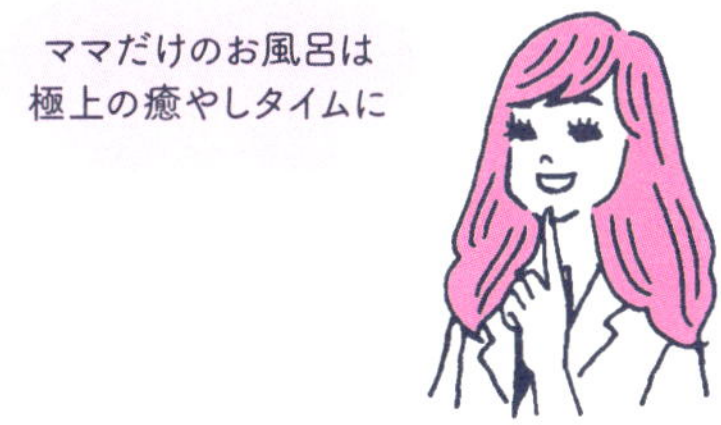

ママは寝る前に一人で湯ぶねにつかって

小さな子どもがいるママは、子どもといっしょに入るお風呂とは別に、湯ぶねに一人でつかる時間をつくりましょう。

せっかく子どもと入ってあたたまっても、ママが寝るころには手足がすっかり冷えて寝つきが悪くなることも。寝る前にママだけ入れば放熱が再スタートし、よく眠れます。

うっとり美容（38ページ）ができなければ、75ページと同様に2回目の湯ぶねで兼ねてOKです。

教えてまりこ先生！

春の寒暖差に効く入浴法

シャキッとしない
春の悩みは
お風呂で解決！

寒暖差に対応するには首と耳をあたためる

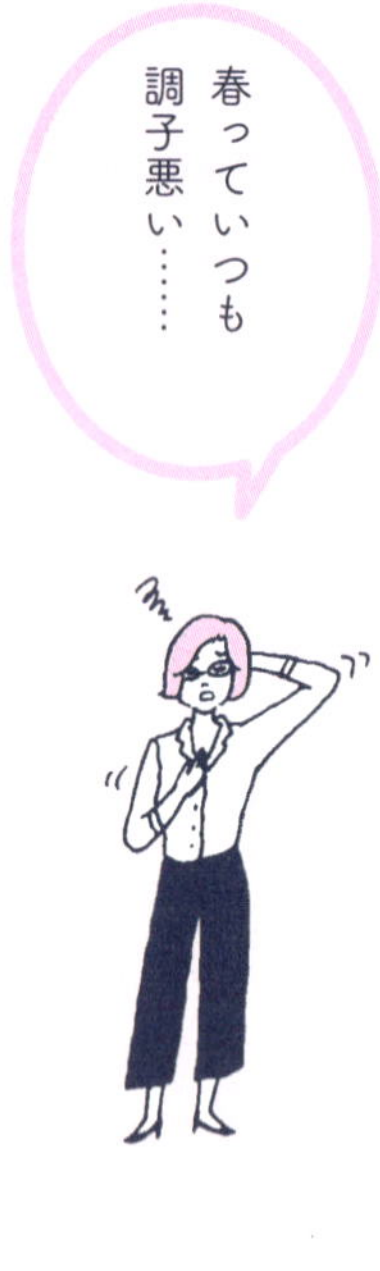
春っていつも
調子悪い……

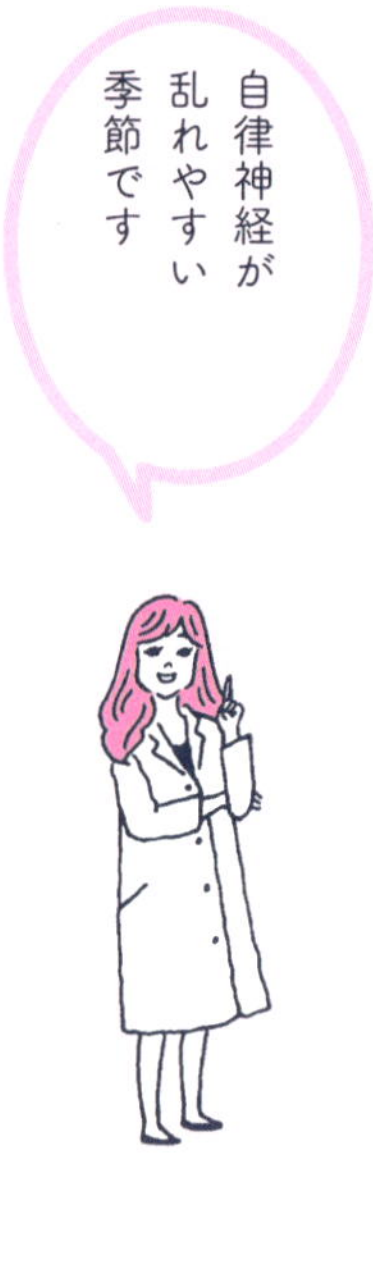
自律神経が
乱れやすい
季節です

急に冷え込むと鼻水がタラーッと垂れるなど、急激な温度変化で自律神経は乱れがちに。花粉症やぜんそくなどのアレルギーも寒暖差で悪化します。対策としては、まずお風呂に正しく入ること。さらに首と耳を同時にあたためると、自律神経の調整に役立ちます。

寒暖差アレルギーはこう対応

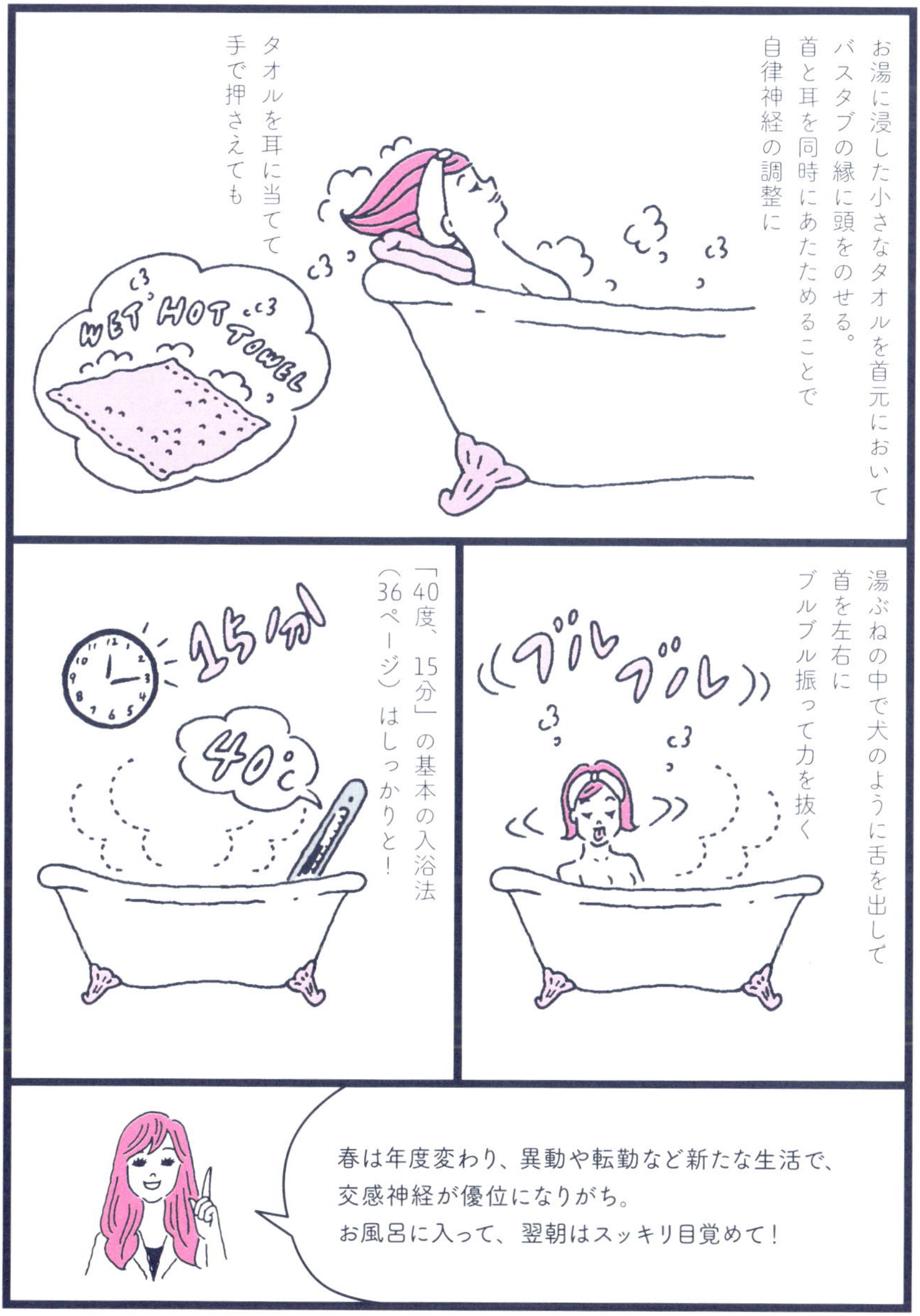
お湯に浸した小さなタオルを首元において
バスタブの縁に頭をのせる。
首と耳を同時にあたためることで
自律神経の調整に
タオルを耳に当てて
手で押さえても
WET HOT TOWEL
湯ぶねの中で犬のように舌を出して
首を左右に
ブルブル振って力を抜く
ブルブル
「40度、15分」の基本の入浴法
（36ページ）はしっかりと！
15分
40℃
春は年度変わり、異動や転勤など新たな生活で、
交感神経が優位になりがち。
お風呂に入って、翌朝はスッキリ目覚めて！

春の寒暖差に効く入浴法

肌がかゆいときは寝る前に足湯を

鼻はかゆかゆだし
肌もムズムズかゆい

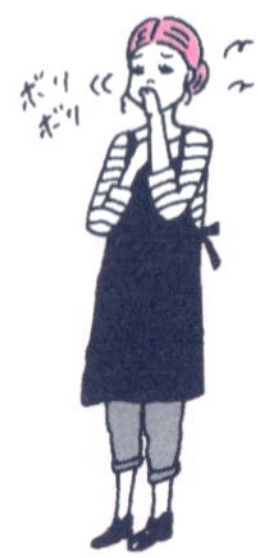

少しずつ体を
あたためる
といいですよ！

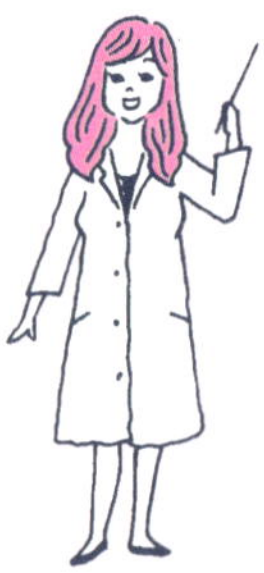

この時期、肌がかゆくてお風呂に入るのが憂うつという人も。そんなときは大きめの桶や洗面器を用意し、寝る直前に足湯をしましょう。末端の血管を少しでも広げて、すぐに寝れば睡眠の質がよくなります。状態がよくなったら、39度くらいのぬるめのお湯で全身浴を。

肌がかゆいときの対処法

1
寝る直前に足湯をする

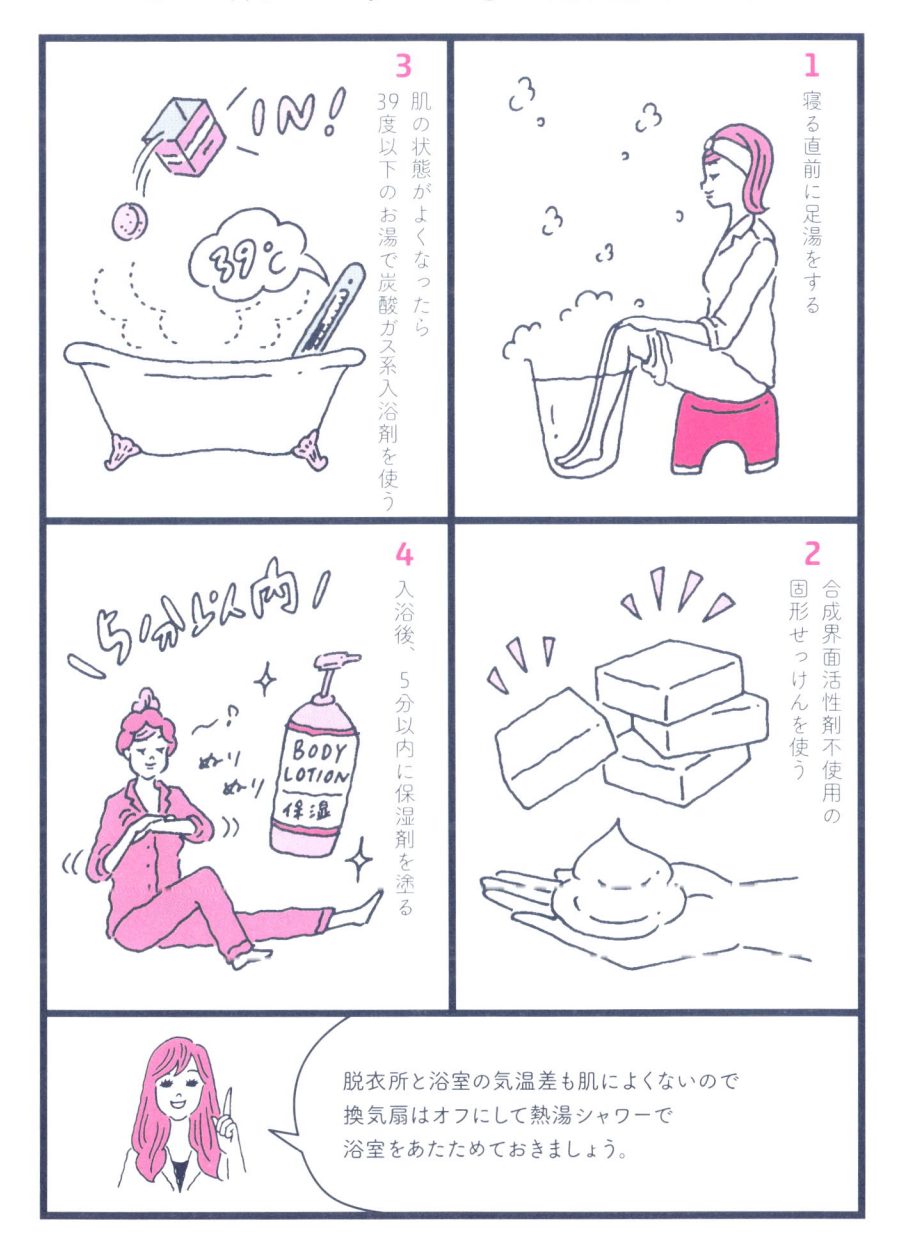

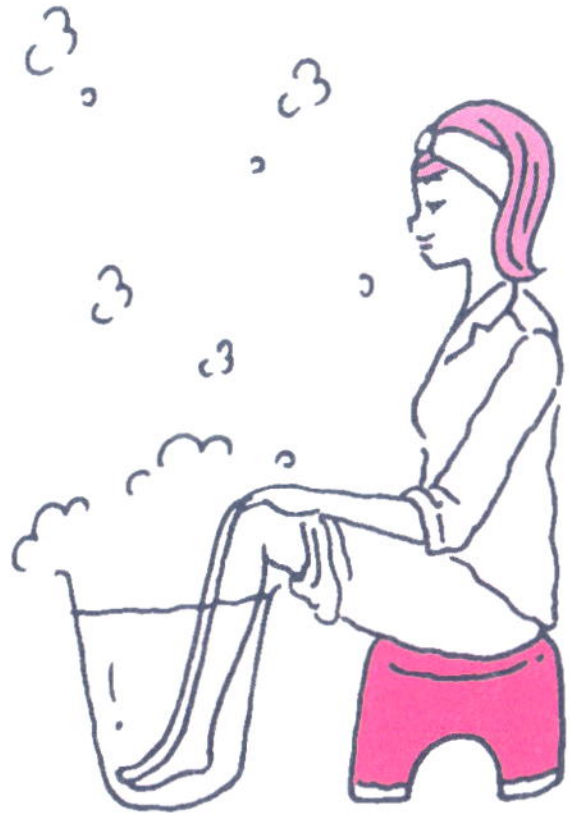

2
合成界面活性剤不使用の固形せっけんを使う

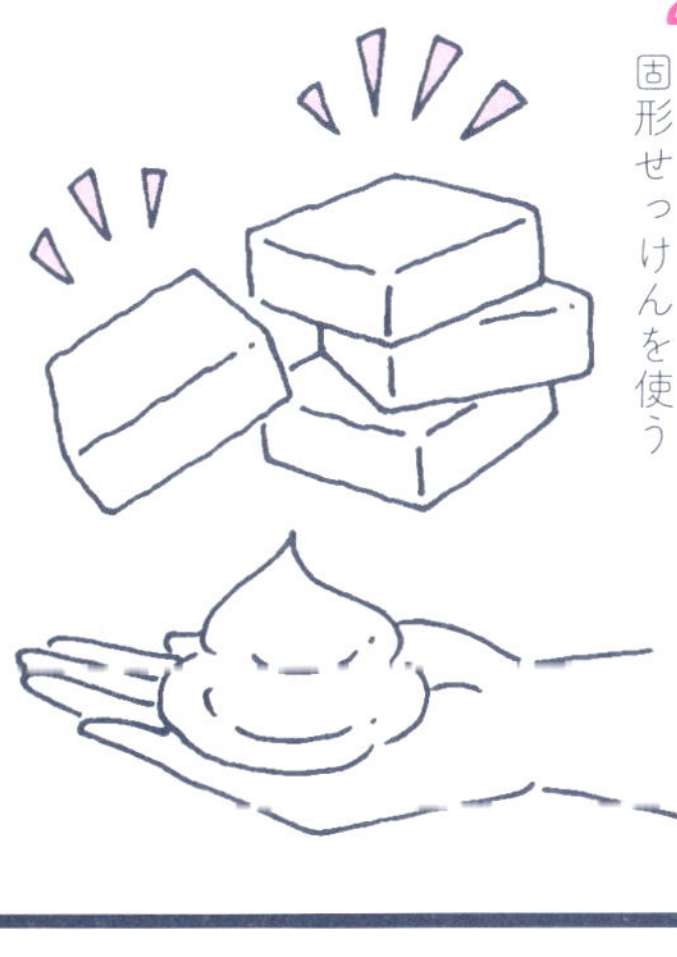

3
肌の状態がよくなったら39度以下のお湯で炭酸ガス系入浴剤を使う

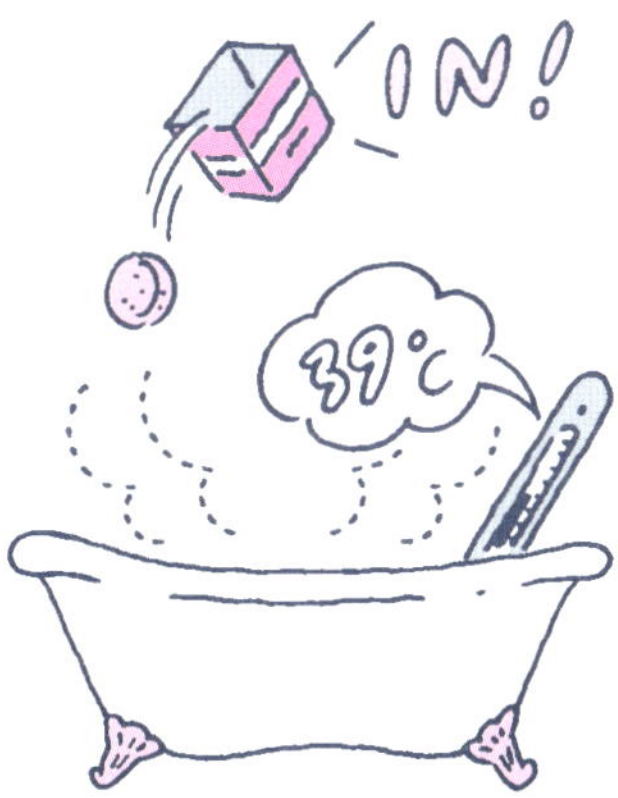

4
入浴後、5分以内に保湿剤を塗る

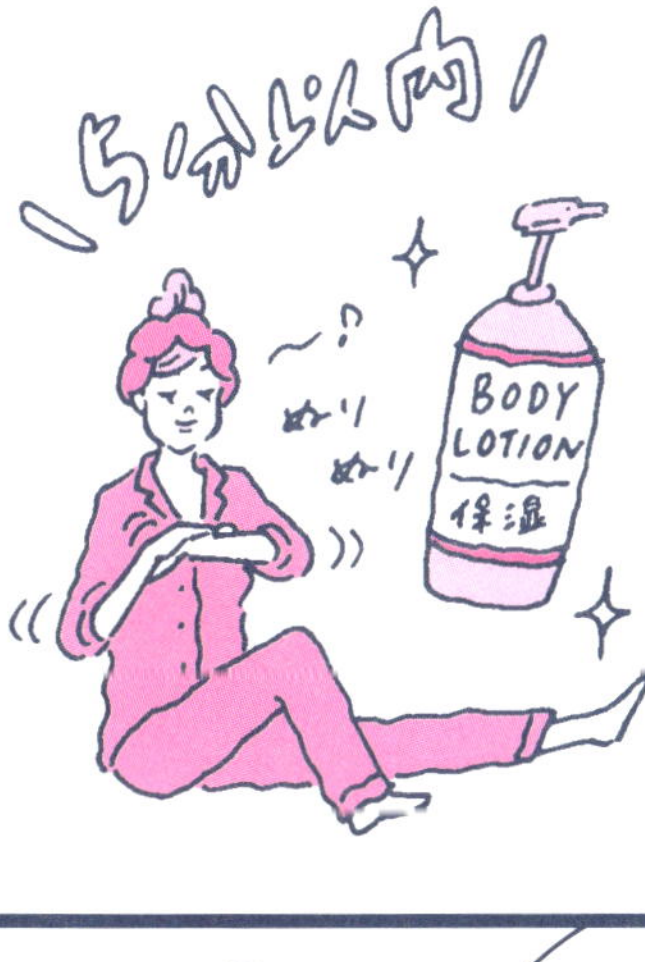

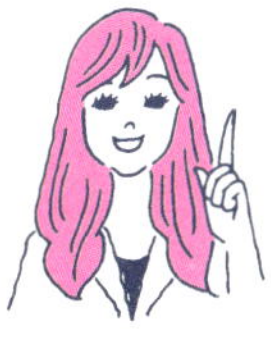

脱衣所と浴室の気温差も肌によくないので
換気扇はオフにして熱湯シャワーで
浴室をあたためておきましょう。

Ofuro Talk 3

まりこ先生に聞きました！
温泉の入り方、正解は？

●入るときに手足の先から順にかけ湯を。温度の高いお湯の場合は、さらに頭からもかけ湯をすると、血圧の急上昇を防げます。

●「洗髪したら湯ぶね」など休憩をはさんでつかると、のぼせを防ぎながら体もあたたまります。水でぬらしたタオルを頭にのせるのも正解。頭に上った血液を下げて、のぼせを予防します。

●入浴後「1時間以上たってから食事」、食後「2時間以上あけてから入浴」にしましょう。

●朝、起床直後の温泉は、血圧変動や心拍数の増加、寒暖差も重なり、実はかなり危険。しっかり目覚めて水を飲んでから入りましょう。

●日帰り温泉の場合、温泉はお楽しみ。よい眠りのために、帰宅後、就寝前に基本の入浴（36ページ）で放熱を促します。

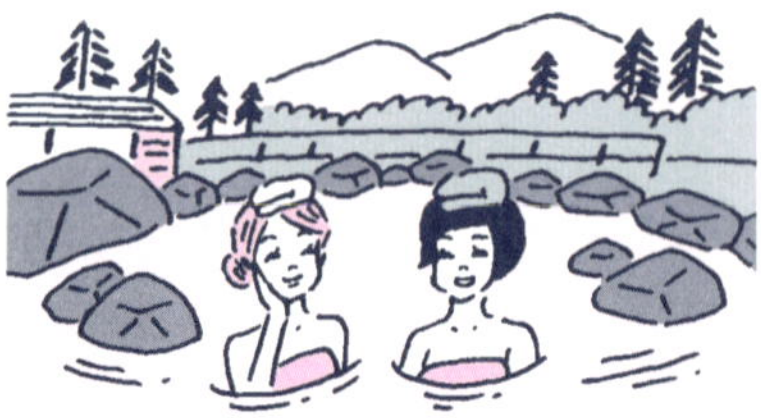

Part 4

かぜ、冷え性、生理トラブル…
不調知らずになる
健康なカラダは
お風呂から

不調知らずのカラダになる！
HSP（ヒートショックプロテイン）UP浴って？

湯ぶねにつかって保温すると
HSPがふえる

HSPがふえれば
キレイも**不調改善**も思いのまま

35度台の低体温の人も
36度台に**体温が上がる**ことも

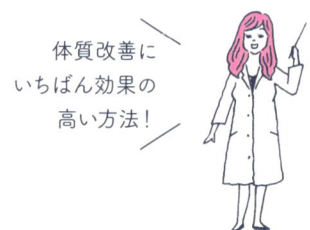

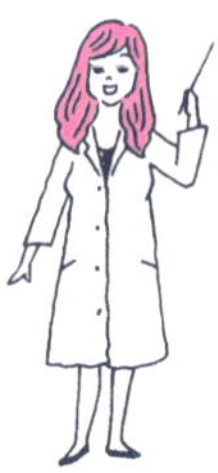

HSP UP浴の手順

準備

A
- 時計
- 常温の水
- 婦人体温計
- 水温計

入浴法

1 浴室の環境をととのえる

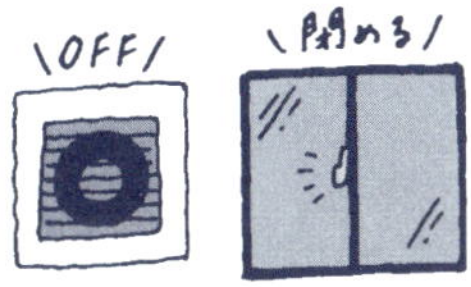

換気扇をオフにし、シャワーで浴室をあたためる。水を飲んで5分以上たってから、婦人体温計で体温をはかる。

2 Aを持参し湯ぶねにつかる

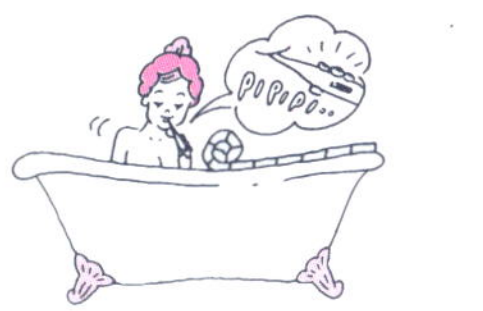

Aを浴室に持ち込み湯ぶねに。かけ湯をして40度で20分か41度で15分、体温をはかりながら2度上がるまでつかる。

3 足湯をする

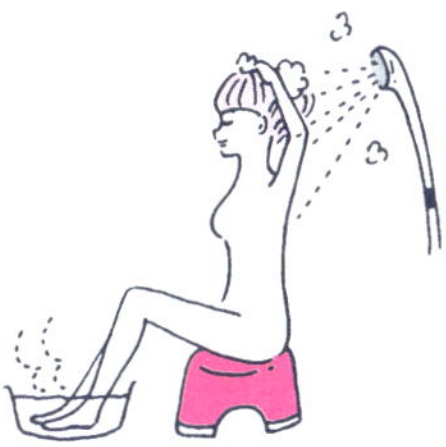

足湯をしながら洗髪し、終わったら（約10分後）体温計測。HSP増強には保温が大事。最高温度より1度以上下がらないように。

4 お風呂上がりはいつもどおり身支度

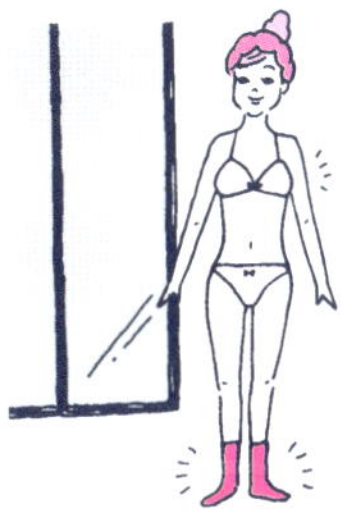

1度以上下がったときは、次回からシャワーの流しっぱなしを長くするなど工夫を。入浴後はいつもどおり身支度（37ページ）。

傷ついたたんぱく質をリペアするスゴイ入浴法！

体を構成するたんぱく質には、ストレスや活性酸素などで傷ついたときに、増加して補修してくれるヒートショックプロテイン（HSP）があります。

このHSPを意図的にふやせば、かぜや肌あれを防いだり、ここ一番でがんばりたいときの活力になったりします。この入浴法を手軽にできるのが「まりこ式HSP UP浴」。ふだんはアバウトでもOKですが、このときだけは時間を守りましょう。

風邪ぎみのときこそお風呂！
ただし注意点があります

「**40度20分**」または「**41度15分**」のHSPUP浴が基本

風邪ぎみのときは**洗髪せず**に湯ぶねにだけつかる

お風呂上がりに**10分保温**すれば**免疫力が高まる**

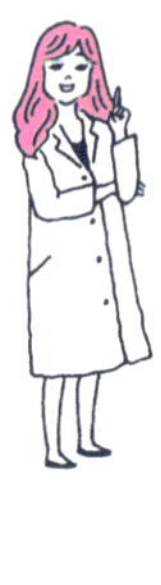

なんとなく
かぜぎみかも
というときに

かぜぎみのときの入浴手順

1 「40度20分」または「41度15分」お湯につかる

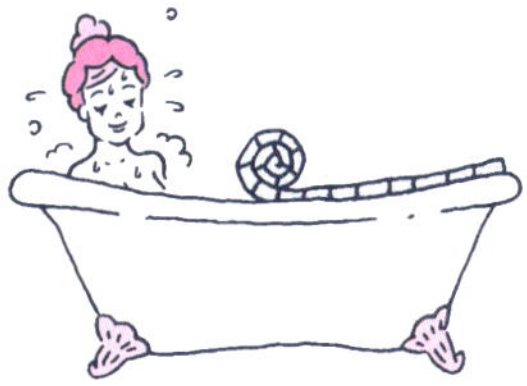

HSP UP浴（86ページ）と同じように、基本の入浴よりやや高めの温度設定&長時間つかる。

2 体温が2度アップしたら湯ぶねから出る

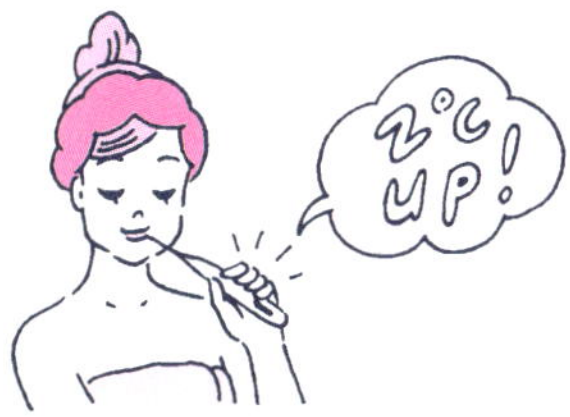

基礎体温計ではかりながら15〜20分、湯ぶねにつかり、入浴前より2度アップしたら上がる。

3 浴室で水分をふきとり部屋であたたまる

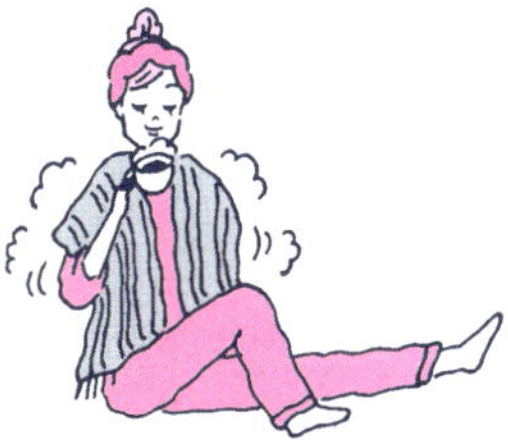

適温の部屋で10分ほどあたたまる。体温が入浴中の最高温度より1度以上低くならないように着込む。

4 保温後30分以内に布団へ

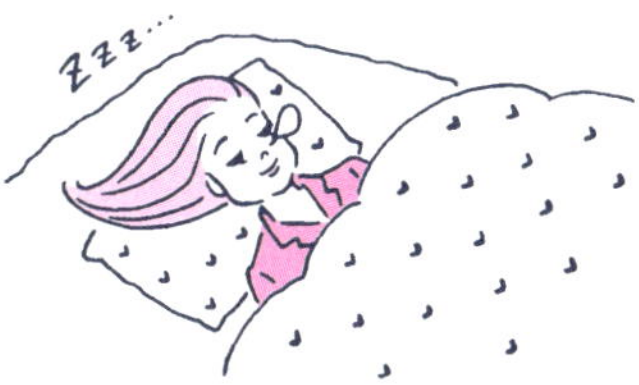

体温が下がり始めるころに寝つくと睡眠中の覚醒が減るため、時間をおかず布団へ。免疫力が高まります。

HSP UP浴はかぜのひき始めにも！

昔から「風邪ぎみのときはお風呂に入ってはいけない」といわれますが、風邪ぎみのときこそ、HSP UP浴（86ページ）を。HSPがふえれば、さまざまな免疫力を高めるためかぜが治りやすくなります。

ただし、洗髪はせず湯ぶねにだけつかり、お風呂上がりは、すみやかに布団に入りましょう。

お風呂に入る気力や体力がないとき、熱があるときは無理に入る必要はありません。

冷え性は単なるお風呂の入り方のミス！
正しく入れば誰でも改善します

入浴後、脱衣所で寒い人はお風呂の入り方が**間違っている**

冬は**24時間換気**が完全に切れていないかどうか確認

本番入浴は**洗髪のあと**！順番を間違えないで

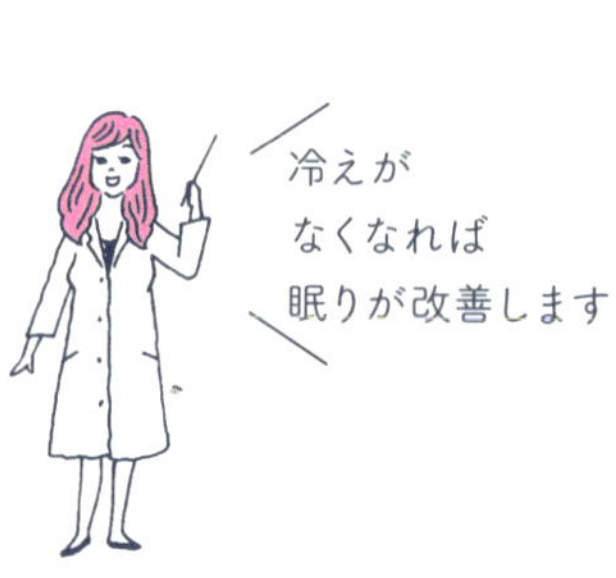

絶対に冷えない入浴法

Point 1 風を絶対に入れない

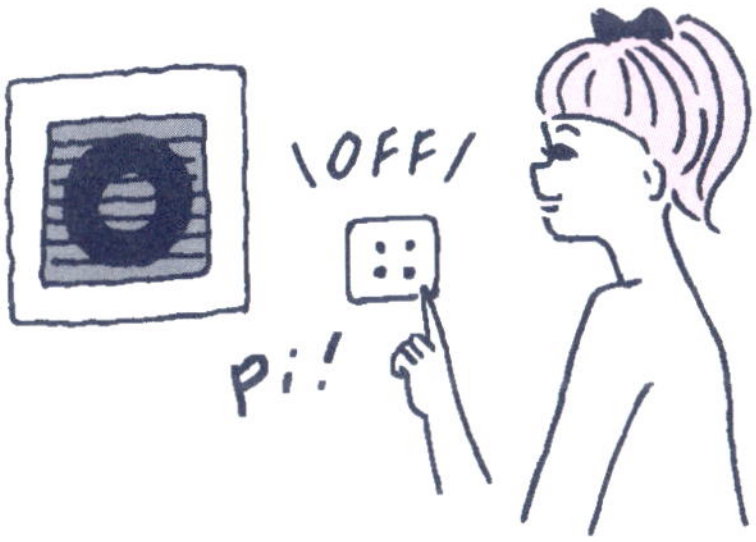

換気扇は絶対にオフ。意外に切れていないことも多いので注意！

Point 2 洗髪しながら足湯

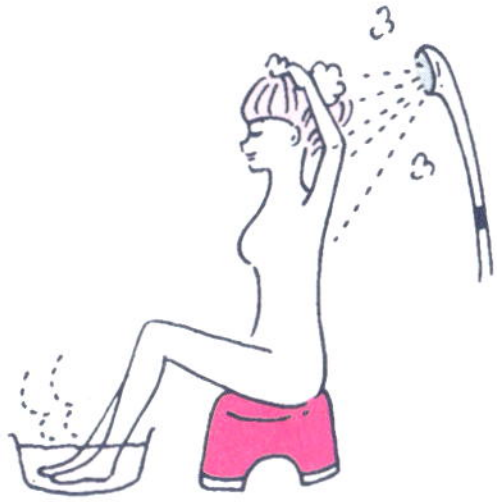

洗髪をするときは足湯をしながら。冷えを防げる。

Point 3 入浴後はレッグウォーマーを

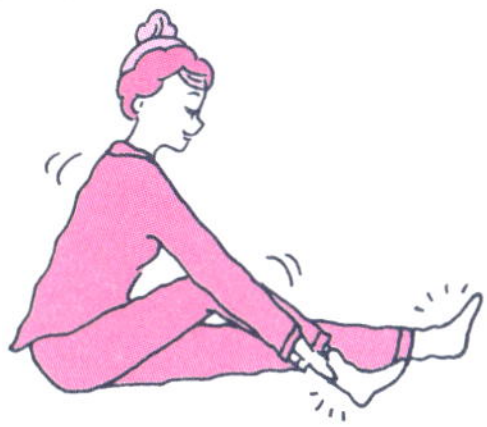

お風呂上がりは靴下とレッグウォーマーで、筋肉、脂肪の少ない足くび、ふくらはぎを保温。ベッドに上がったら靴下だけ脱いで。

お風呂の入り方を見直せば冷えは治ります

多くの女性が、自分の末端冷え性を「体質」と考えているようですが、実は換気扇から風が入っていたり、手順を間違えていたりと、単なるお風呂の入り方のミスであることがほとんど。基本の入浴法（36ページ）で、深部体温をしっかり上げて下げて、放熱しやすい状態をキープできれば、冷えは防げます。せっかくお風呂であたたまっても、すでに脱衣場で寒さを感じる人は入り方の改善を。

月経周期に合わせた入浴法で いつも快調！に過ごす

体温が変動する**月経前後**は
入浴の仕方も変える

体温が下がりにくい
月経前は運動をプラス

月経中も湯ぶねに
しっかりつかること

水圧があるから
生理中に湯ぶねに
つかっても心配ありません

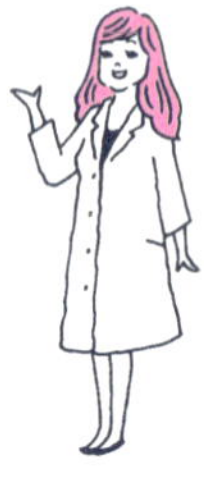

月経周期で入り方を変える

月経前

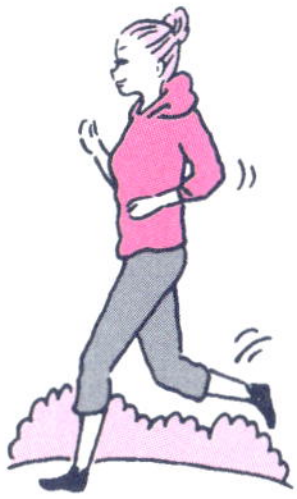

いつものお風呂に運動やストレッチを組み合わせて

基礎体温が高いので、特に体温が高い夕方に運動をとり入れて。

月経中

筋肉をほぐして体をゆるめる

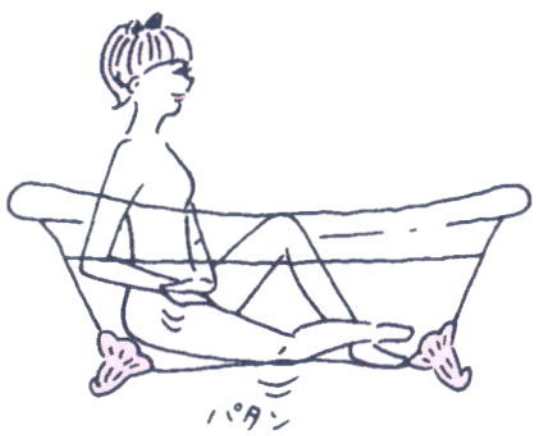

やさしい力でおだやかに筋肉をほぐし、経血排出を促進。

湯ぶねにつかりたくないときは足湯を

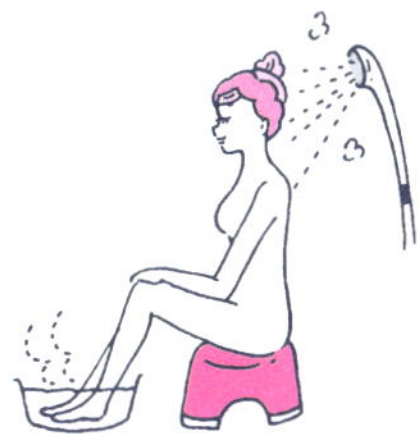

シャワーを背中に向け、首にお湯を浴びながら足湯を。

基本の入浴法でOK

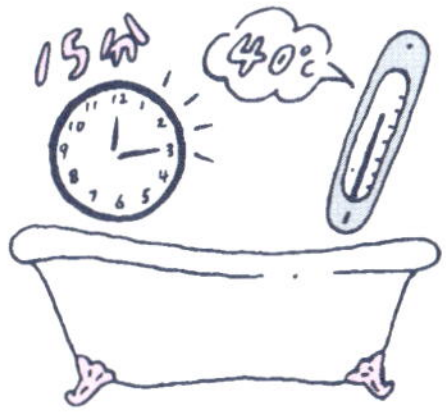

40度15分で入浴。のぼせるなら、水温を下げるか短時間で。

月経後

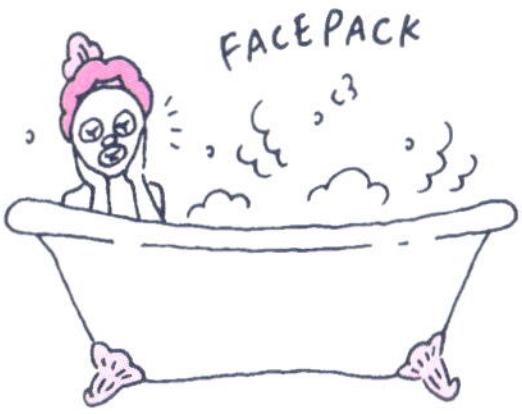

入浴剤やフェイスパックで女を磨く!

女性が輝く時期。湯ぶねにつかりながらの保湿は効果大。

月経前後はお風呂の入り方もひと工夫

月経前は体温が高く、体温が通常より下がりにくいため、体温のメリハリが少なく、また睡眠ホルモンのメラトニンも少なくなるため、よく眠れない可能性があります。対策は、お風呂で血管を広げること。基本の入浴法（36ページ）で、深部体温が下がりやすくなります。

月経中も経血を排出させやすくし、よい睡眠を得るためにも、ぜひつかりましょう。

入浴効果アップにお役立ち！

お風呂グッズ大全 その1

水温計や入浴剤など、お風呂の効果をアップさせるまりこ先生おすすめのグッズです。

「基本の入浴法」に必須！

水温計

湯温を40度に設定していても、はかってみるとキープできていないことも。実際の温度を確認するためにも水温計はマストです。

選び方のPoint

- 水に浮くこと
- 目盛りは最低1度ずつ
- デジタルなら小数第1位まで表示

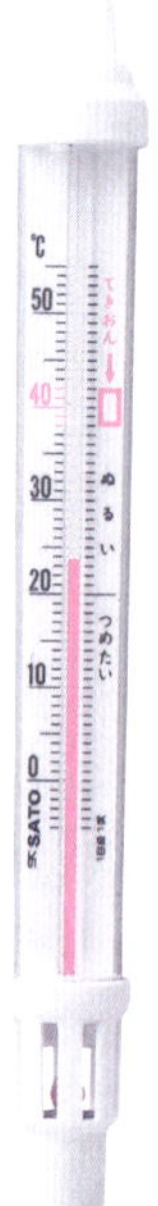

お風呂用湯温計ぷかぷか

湯面から15cm下の温度をはかれる。1目盛り1度。スリムでコンパクトなのがうれしい。1100円／佐藤計量器製作所

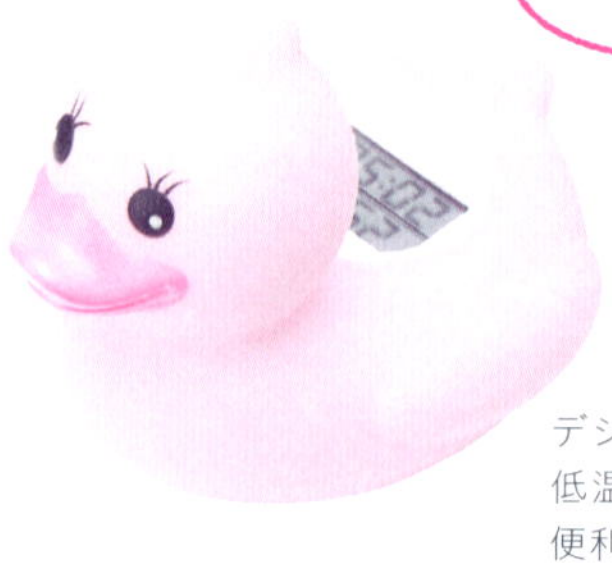

SmartAngel デジタル湯温計あひるちゃん

デジタル目盛りは、小数第1位まで表示。低温or高温になると知らせてくれる機能が便利。室温もはかれる。1017円／西松屋

シチズン電子体温計 CTEB503L

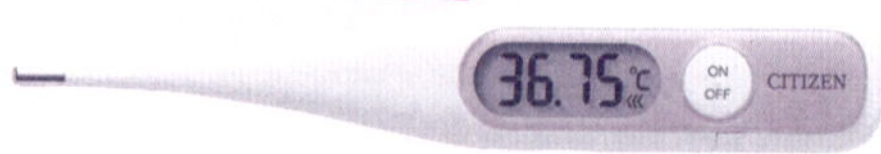

体の内部に近い平衡温を約30秒で予測検温。防水で水洗い可。参考売価1980円／シチズン・システムズ

HSPをふやす入浴法には婦人体温計が必要

お風呂でどれぐらい体温が上がったか確認するため、特にHSP UP浴（86ページ）には必須。手持ちの体温計でもかまいませんが、防水加工で水洗いできるものを。

※商品はすべて税抜き価格です。

洗面器よりも「大きめ桶」がおすすめ

足がすっぽり入る桶

足湯に使う桶は、くるぶしまでつかり、足指を伸ばせる大きなものをセレクトして。片手で持てる軽いものがおすすめです。

選び方のPoint

- 足指が伸ばせる広い底面
- くるぶしが隠れるほどの深さ
- 持ち運びに便利な軽いもの
- 可能なら保温機能がついているもの

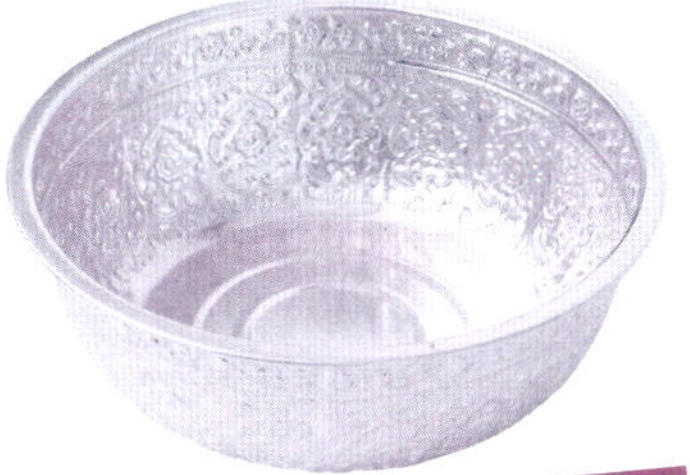

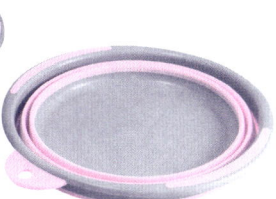

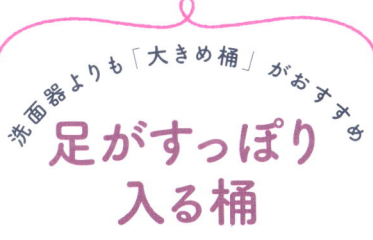

フットバスボウル（アルミ）オリエンタル（M サイズ）

軽くて足指を伸ばして使える。おしゃれなアジアン雑貨風で使うたびに気分が上がる。直径約36cm、深さ約12cm。6900円／ココバリ

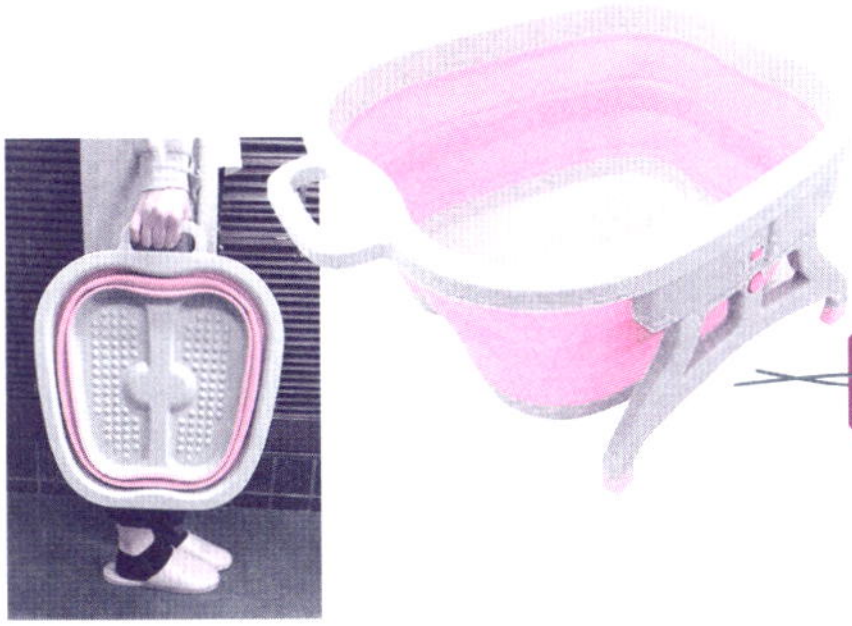

ASHI湯

折りたたみ式、持ち手つきで、持ち運びに便利。十分な底面&深さなので男性も使える。約46.5cm×40cm×深さ19cm。2898円／大源製薬

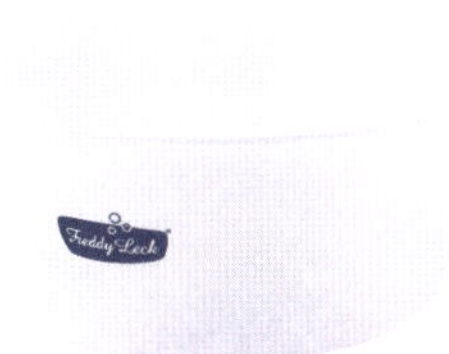

フレディ ウォッシュタブ

ドイツ・ベルリンのコインランドリーのグッズ。脱衣所の小物入れ、洗い桶にも。直径約45cm、深さ約15cm。1800円／藤栄

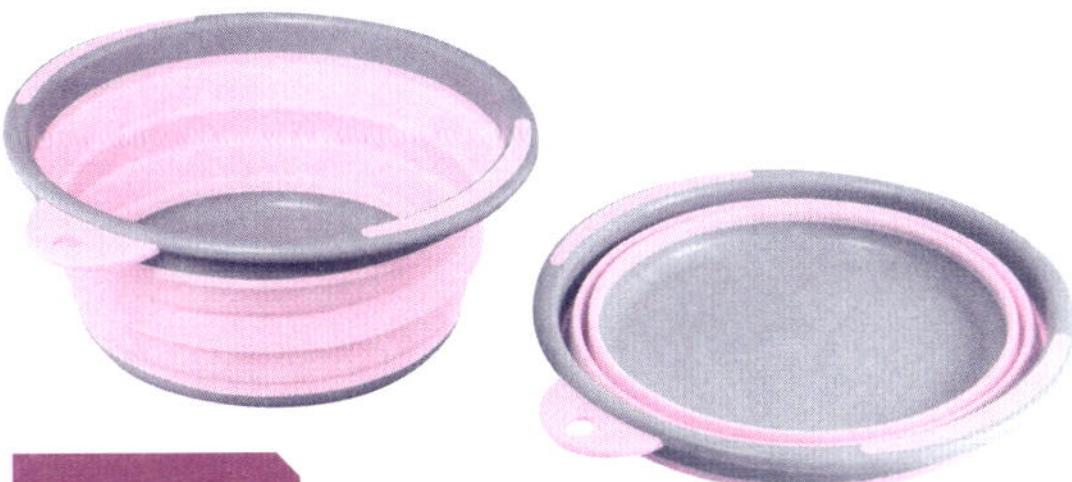

ソフトタブ

やわらかい素材で、折りたためば壁に吊るすこともできて省スペース。直径約40.5cm、深さ約16cm。オープン価格／伊勢藤

お湯の効きめが変わる！

入浴剤

体温が上がる炭酸ガス系からスキンケア系、うっとりする癒やし系まで、種類はいろいろ。その日の体調と気分に合わせて使って。

選び方のPoint

- 熟睡したいなら炭酸系
- 乾燥肌ならスキンケア系
- 香りつきで疲れスッキリ

体温アップ

薬用ホットタブ重炭酸湯 Classic〔医薬部外品〕

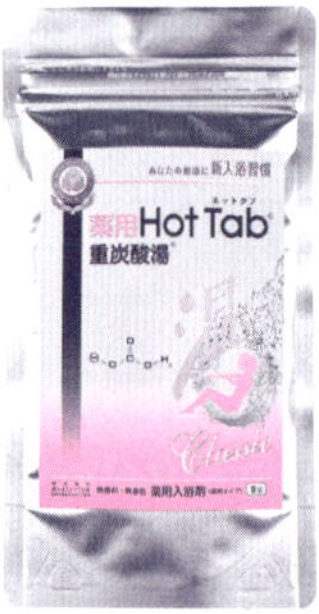

重炭酸イオンにグリシン、ビタミンC配合で、血流がよくなり、圧倒的にあたたまる。追いだきも可能。9錠・900円／ホットタブ重炭酸湯

バブ メディキュア

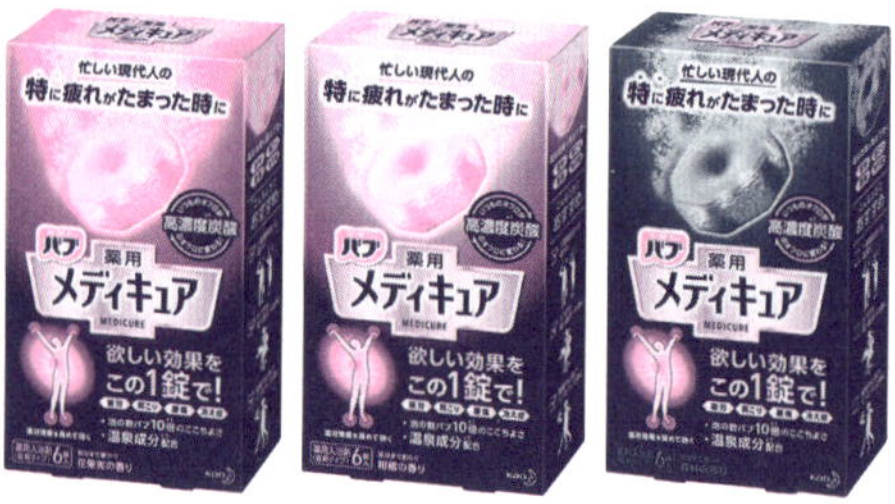

特に疲れがたまったときにおすすめの高濃度炭酸タイプ。お風呂上がりも体はポカポカ。香りは花果実、柑橘、森林の3種類。各6錠入り。オープン価格／花王

美肌

コラージュ D メディパワー保湿入浴剤

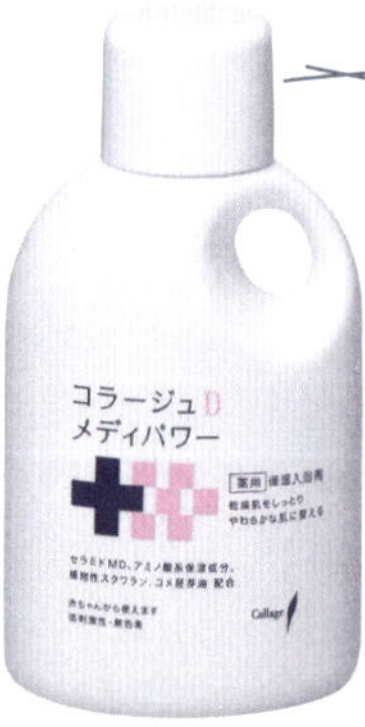

乾燥肌の人のための薬用保湿入浴剤。肌をすこやかに保つうるおい成分が配合されている。500㎖・3000円／持田ヘルスケア

ノブ モイスチュアバス

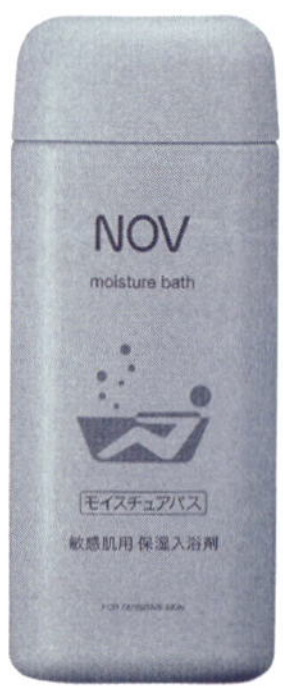

入浴後の乾燥を防ぐ保湿成分を配合しているので、湯上がりの肌はしっとり。無香料、低刺激なので安心。400g・1800円／常盤薬品工業

癒やし＆リラックス

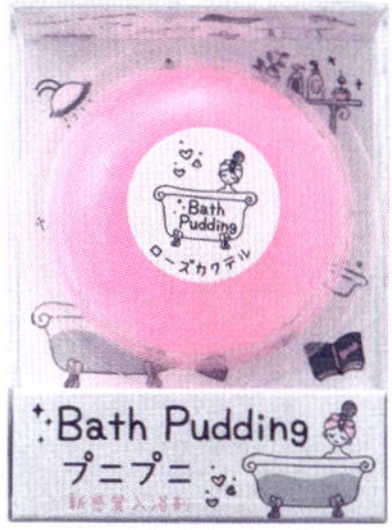

バスプディング ローズカクテル

湯ぶねに入れて約10分、指でプニプニとさわるうちにとけきる入浴剤。なんとも言えない気持ちよさ。700円／ヤングビーナス

ギフトに

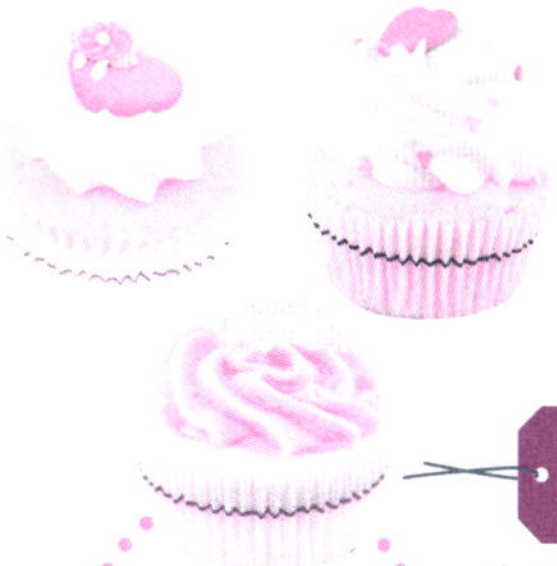

バスカップケーキ

ドイツ生まれのかわいすぎる入浴料。本物そっくりのデザインは贈られたら思わず笑顔になりそう。3個セット2400円／セレンディップ

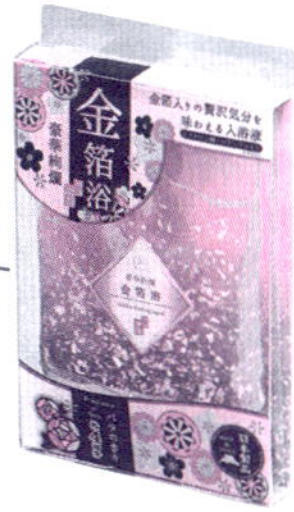

豪華絢爛 金箔浴

キラキラ舞う金箔を眺めながら、ぜいたくな気分に浸れる。お風呂時間が退屈な人に◯。800円／ヘルス

キャンドルより安心して使える

お風呂用間接照明

メラトニン分泌を妨げない色温度の低いものを選びましょう。明かりがゆらゆらと揺れる様子を見れば心もリラックス。

選び方のPoint

- 白っぽい色よりも暖色系
- ゆらゆら揺れているような加工がされているとなおよい

バス de キャンドル S

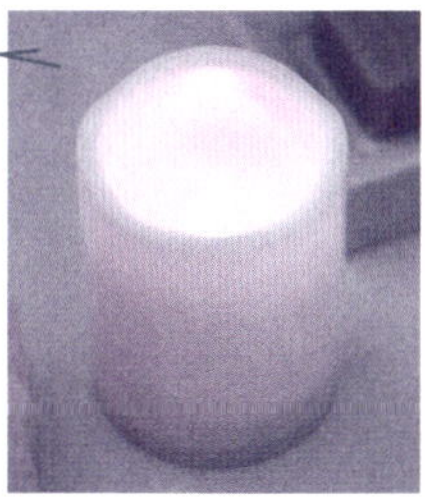

スイッチを入れるだけの電池式キャンドル。防水仕様のため、浴室でも安心。ゆるやかな明かりに癒やされる。2200円／ドンキーボックス

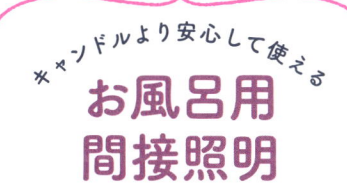

LED キャンドル LUMINARA S アイボリー

火を使わないLEDキャンドル。アロマ入りろうを使った本物のような質感が、癒やし効果大。 4000円／グリーンエージェント

かぐだけでうっとり♡

アロマ精油

湯ぶねに入れると揮発しやすいので、マグカップに垂らしてかぎましょう。ラベンダーは入浴後の安眠効果も抜群です。

Laboratoire Rosier Davenne（ラボラトワールロジェダヴェンヌ）ラベンダー

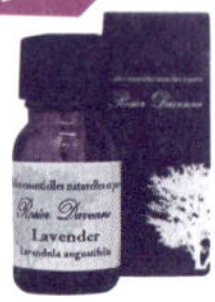

すべての製品について化学分析表を公表し、良質なもののみを扱う、フランスのラボラトワールロジェダヴェンヌ社の精油。3600円／ANBAS

AOP ラベンダー・アングスティフォリア

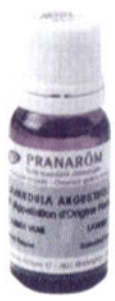

甘くて芳醇な香り。厳格な検査に合格した製品が取得できるAOP認証を得ているので、安心して使える。3900円／健草医学舎

お湯に浮かべてゆらゆら……

お風呂用枕

空気を入れてふくらませる枕。味わったことのない浮遊感で、上半身の力が抜けやすく、体の芯からリラックスできます。

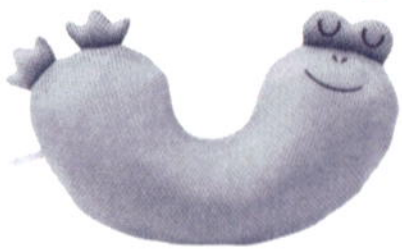

ゆめごこち バスピロー

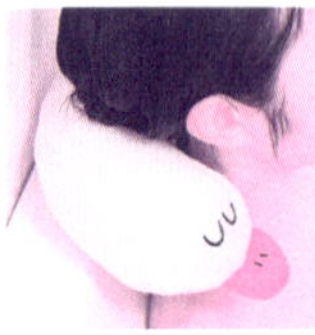

お湯に浮かべて頭をのせて目をつぶれば、まさに夢心地！ デザインは、あひるとかえるの2種類。1480円／ハシートップイン

浴室が幻想空間に

お風呂用プラネタリウム

「お風呂が異空間になってリセットしやすい」「お風呂時間があっという間」などサロンの生徒さんたちに大好評のアイテム。

Projector Dome（プロジェクタードーム）

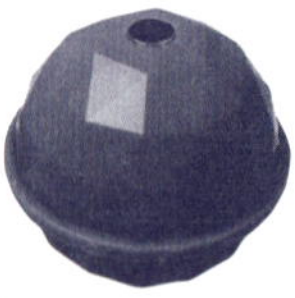

浴室の天井や壁に投影すると、地球、月、土星、銀河、アンドロメダ、天の川など6つの天体が映し出される。1500円／ドリームズ

持ち運びやすさがポイント

防水スピーカー

お風呂で音楽を聴くときに必須の防水タイプ。リビングでも使えるので、サイズが小さく持ち運びしやすいものがおすすめ。

ソニー　ワイヤレスポータブルスピーカー　SRS-XB10

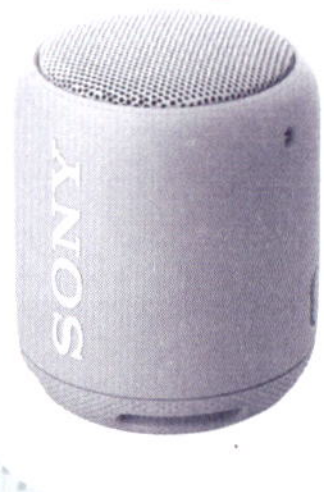

手のひらサイズながら、迫力ある重低音が楽しめる。縦置きにしても、ストラップで吊るしてもOK。実勢価格8380円／ソニー

もしリフォームするなら

保温浴槽

断熱材や二重構造などで水温を保持できる浴槽。浴槽だけをかえることはできないので、浴室全体をリフォームする機会に。

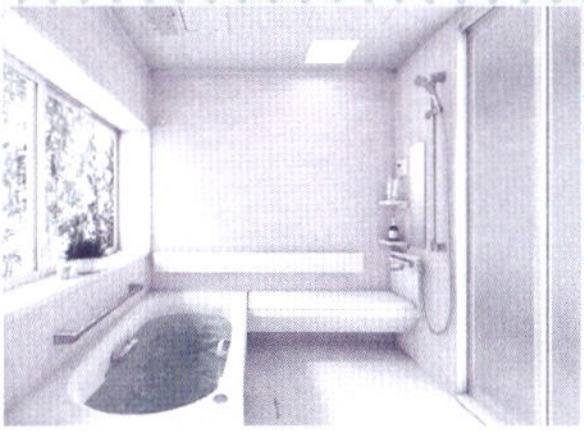

TOTO「魔法びん浴槽®」

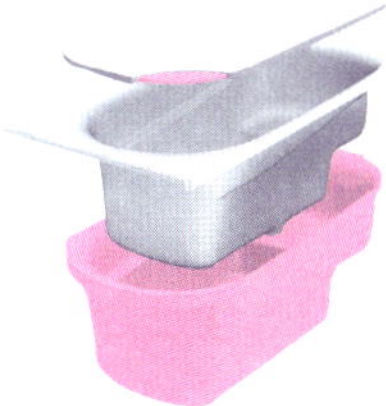

浴槽と浴槽断熱材の二重構造で、4時間後の温度低下は、わずか2.5度以内。ふたも断熱素材になっているので、熱が逃げにくい。

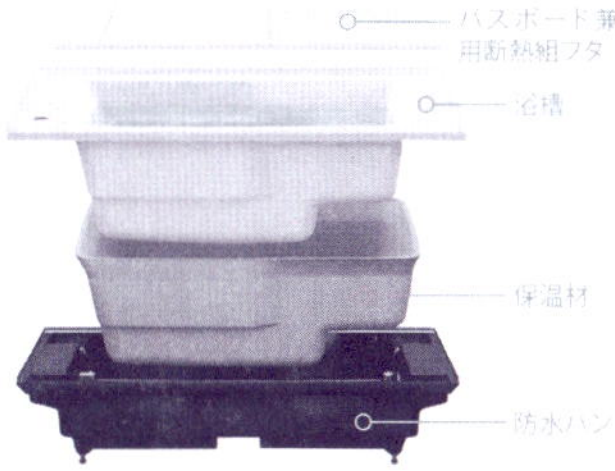

クリナップ「高断熱浴槽」

浴槽を保温材で包んだ高断熱浴槽。浴槽だけでなく浴室全体を保温材でおおう「浴室まるごと保温」で、30分たっても20度以上の室温をキープ。

パナソニック「保温浴槽II／保温浴槽」

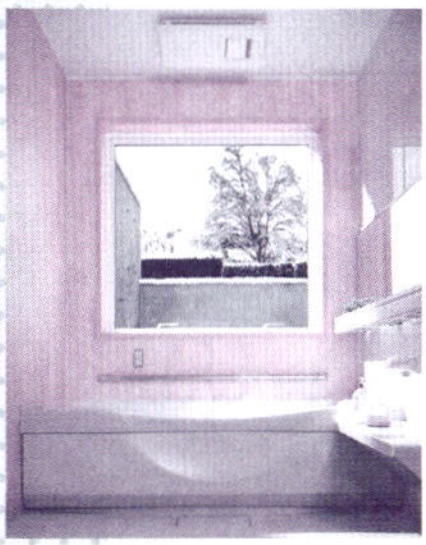

浴槽に断熱材、風呂ふた断熱材、戸建てならその下にも断熱材が組まれ、5.5時間たっても2.5度以内の低下にとどまる。

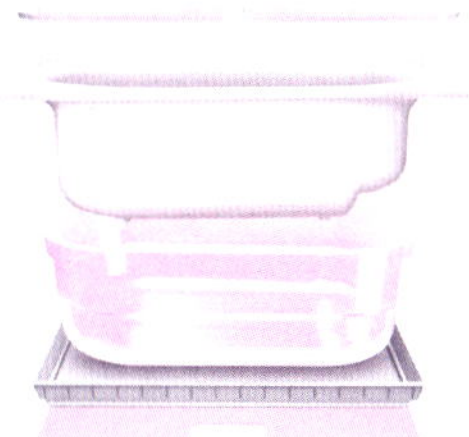

LIXIL「サーモバスS」

浴槽保温材に保温組ふたを組み合わせることで、4時間後でも2.5度しか下がらない構造。光熱費が節約できるのもうれしい。

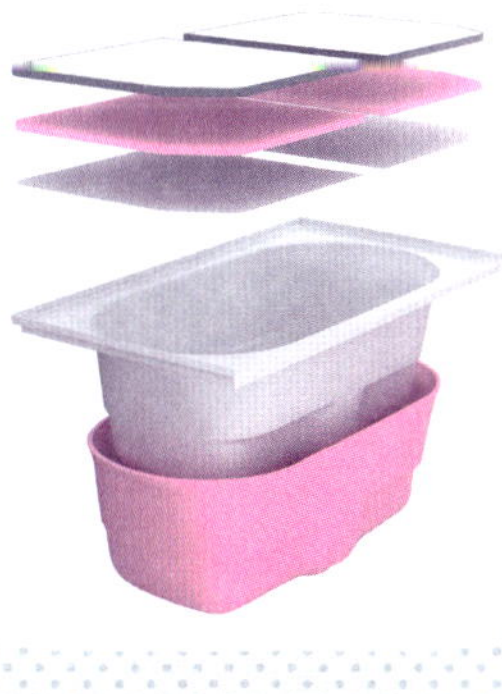

面倒なお風呂掃除が超ラクに！

ノーリツのおそうじ浴槽

洗剤をあらかじめ入れておけば、スイッチひとつで掃除してくれる。1回の洗浄で約19円。お風呂掃除が面倒くさいという人へ。

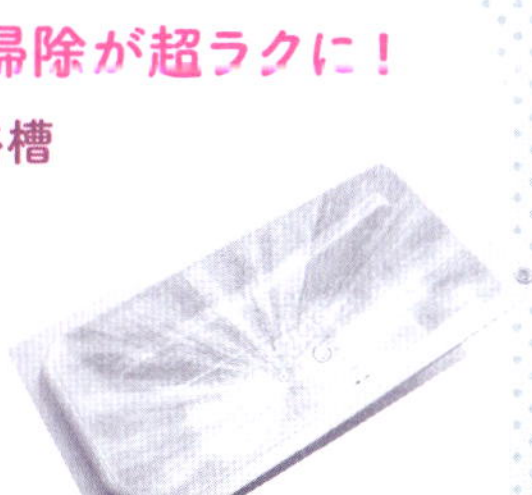

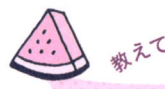

教えてまりこ先生！

ぐっすり眠れる夏の入浴法

暑い夏こそ湯ぶねにつかれば、よく眠れて健康的に過ごせます。

寝苦しい夜こそ湯ぶねにつかるべし

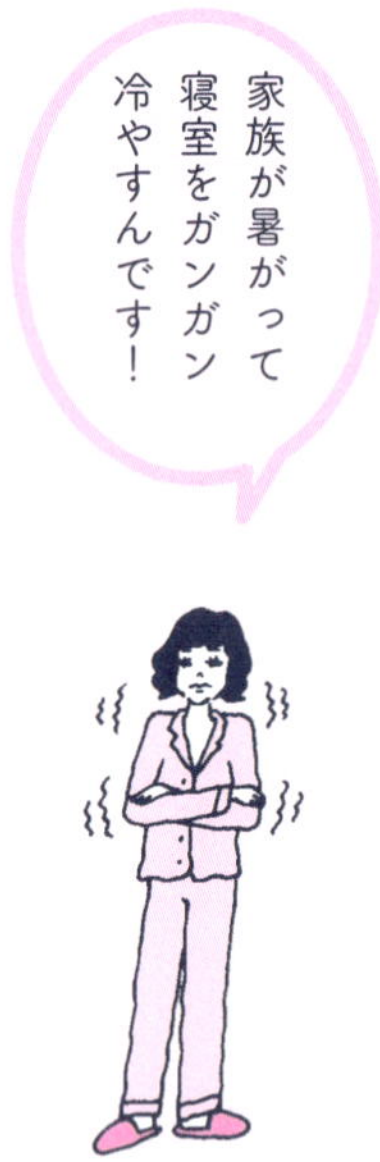
家族が暑がって寝室をガンガン冷やすんです！

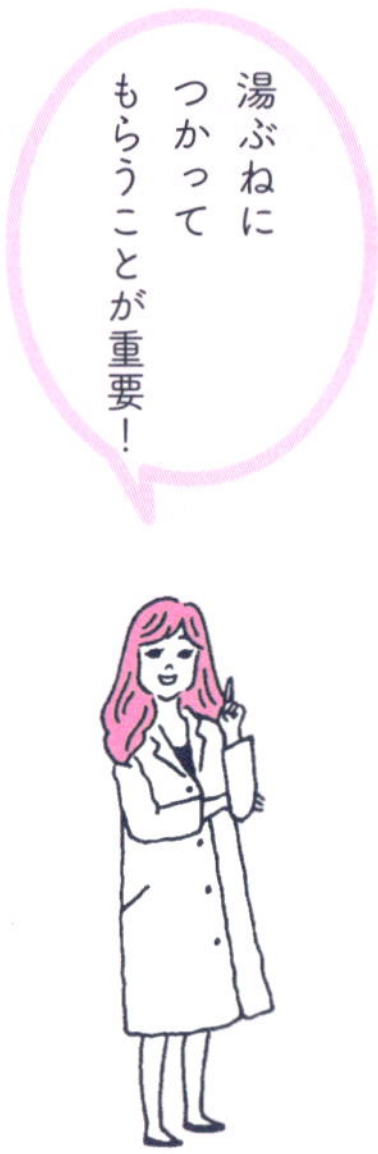
湯ぶねにつかってもらうことが重要！

「夏は暑くて湯ぶねにつかっていられない」とシャワー浴ですませると、深部体温がしっかり下がらず、寝苦しさがいっそう増します。だから、暑がりのダンナさんこそ、湯ぶねにつかることが必要！　お湯につかれば、エアコンの温度設定をめぐる夫婦ゲンカが減るはずです。

夏も湯ぶねにつかるべし！

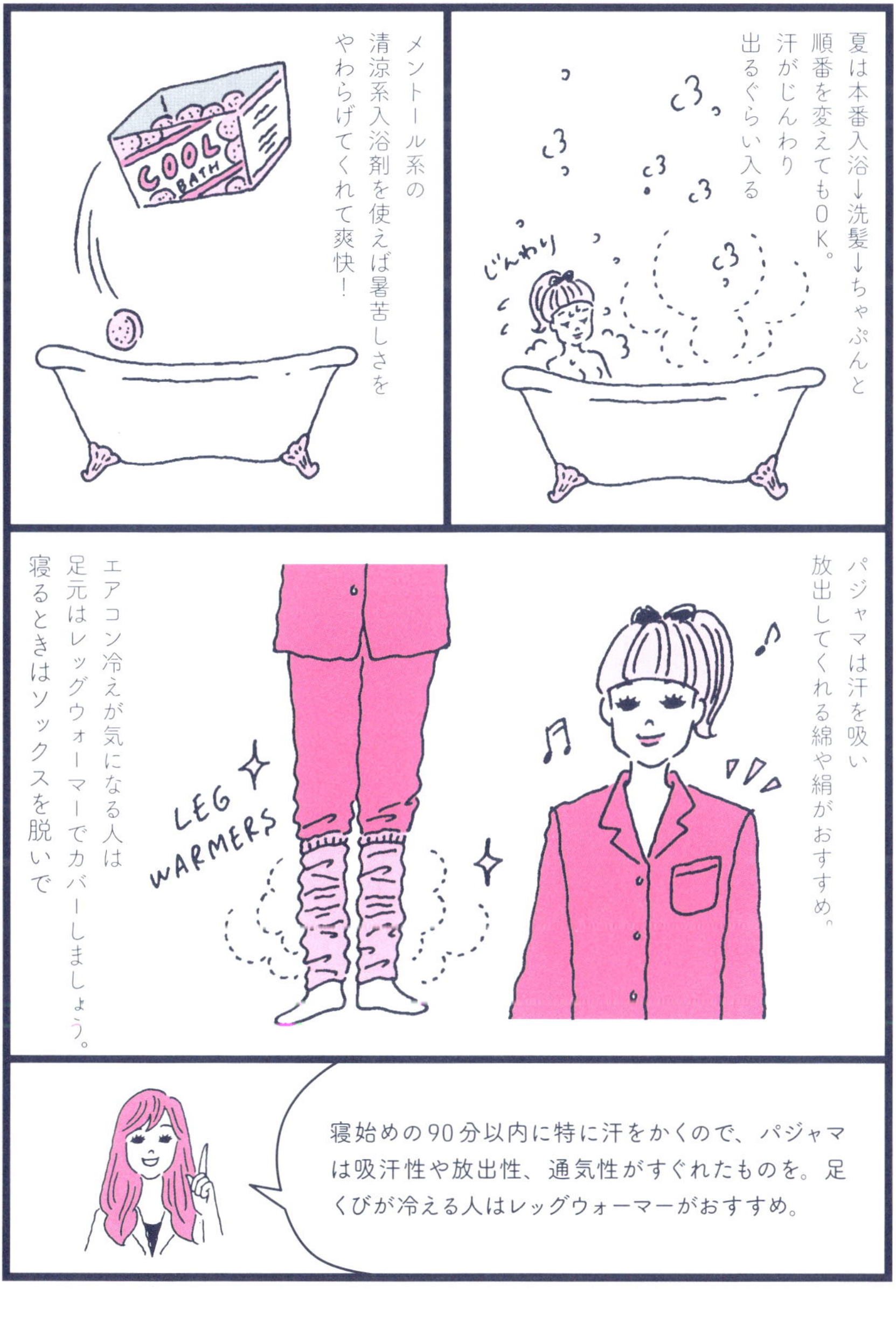

夏は本番入浴↓洗髪↓ちゃぷんと
順番を変えてもOK。
汗がじんわり
出るぐらい入る
じんわり
メントール系の
清涼系入浴剤を使えば暑苦しさを
やわらげてくれて爽快！
COOL
BATH
パジャマは汗を吸い
放出してくれる綿や絹がおすすめ。
エアコン冷えが気になる人は
足元はレッグウォーマーでカバーしましょう。
寝るときはソックスを脱いで
LEG
WARMERS
寝始めの90分以内に特に汗をかくので、パジャマは吸汗性や放出性、通気性がすぐれたものを。足くびが冷える人はレッグウォーマーがおすすめ。

夏こそお風呂で汗をかきましょう！

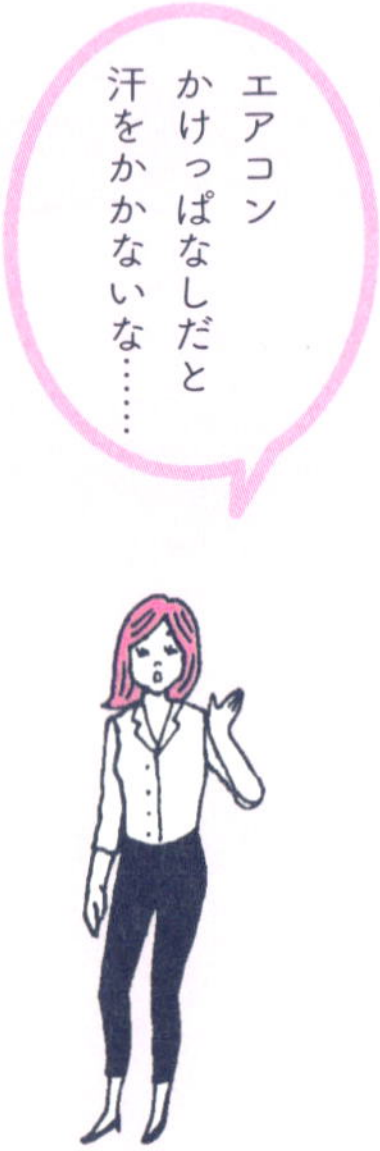
エアコン
かけっぱなしだと
汗をかかないな……

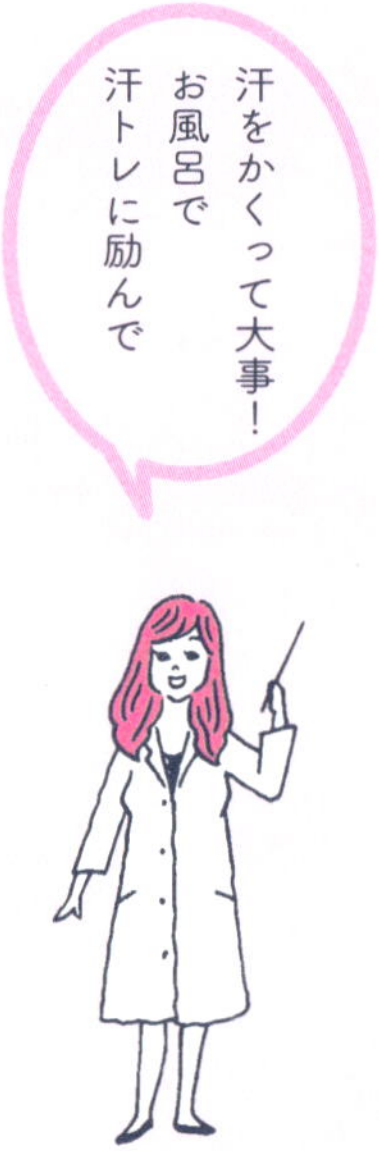
汗をかくって大事！
お風呂で
汗トレに励んで

夏は冷房のきいた涼しい部屋に長くいると、汗腺の働きが鈍くなり、暑くなっても汗が出ず、だるさや体調不良につながります。こうした汗腺の働きをコントロールしているのが自律神経。その自律神経をととのえ、発汗のトレーニングができるのがお風呂です。

暑くても汗が出ないのは危険！

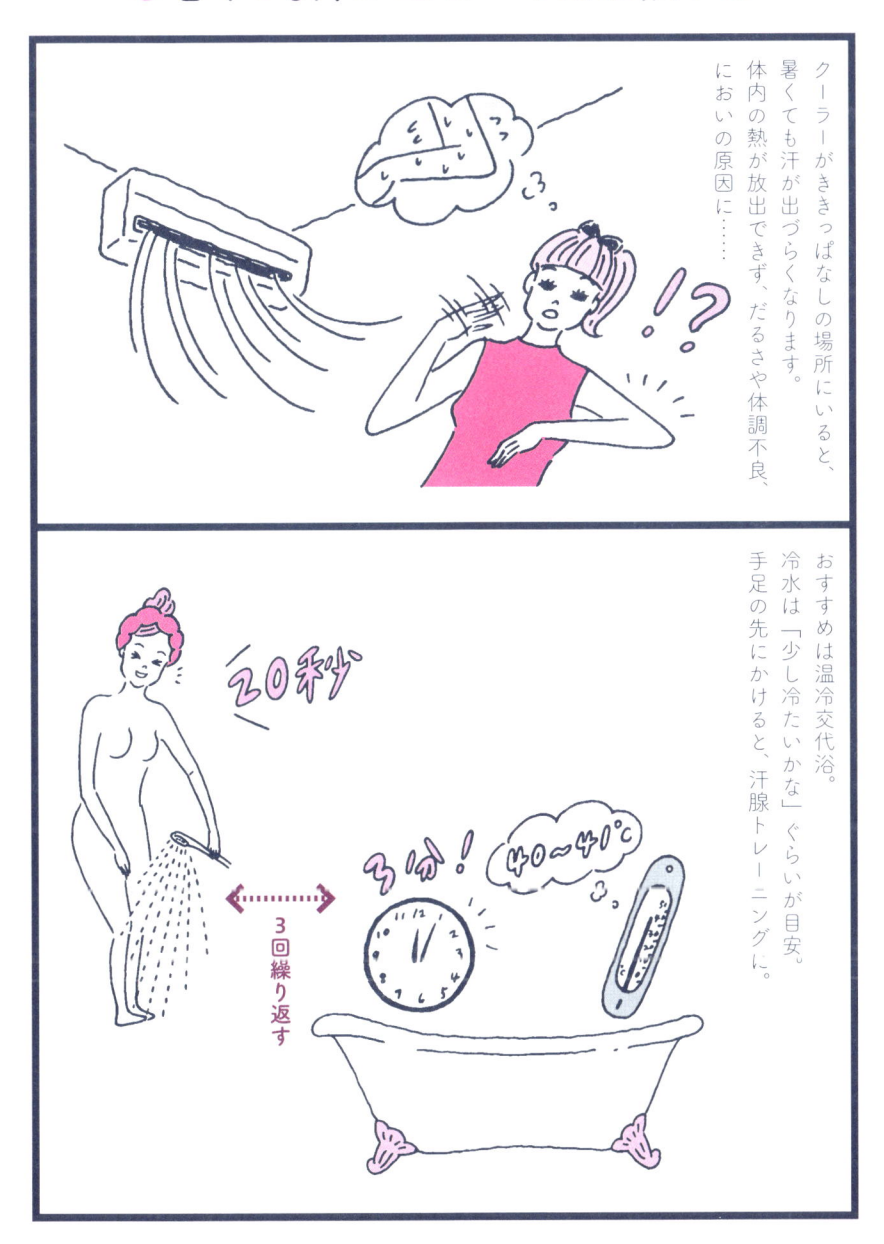

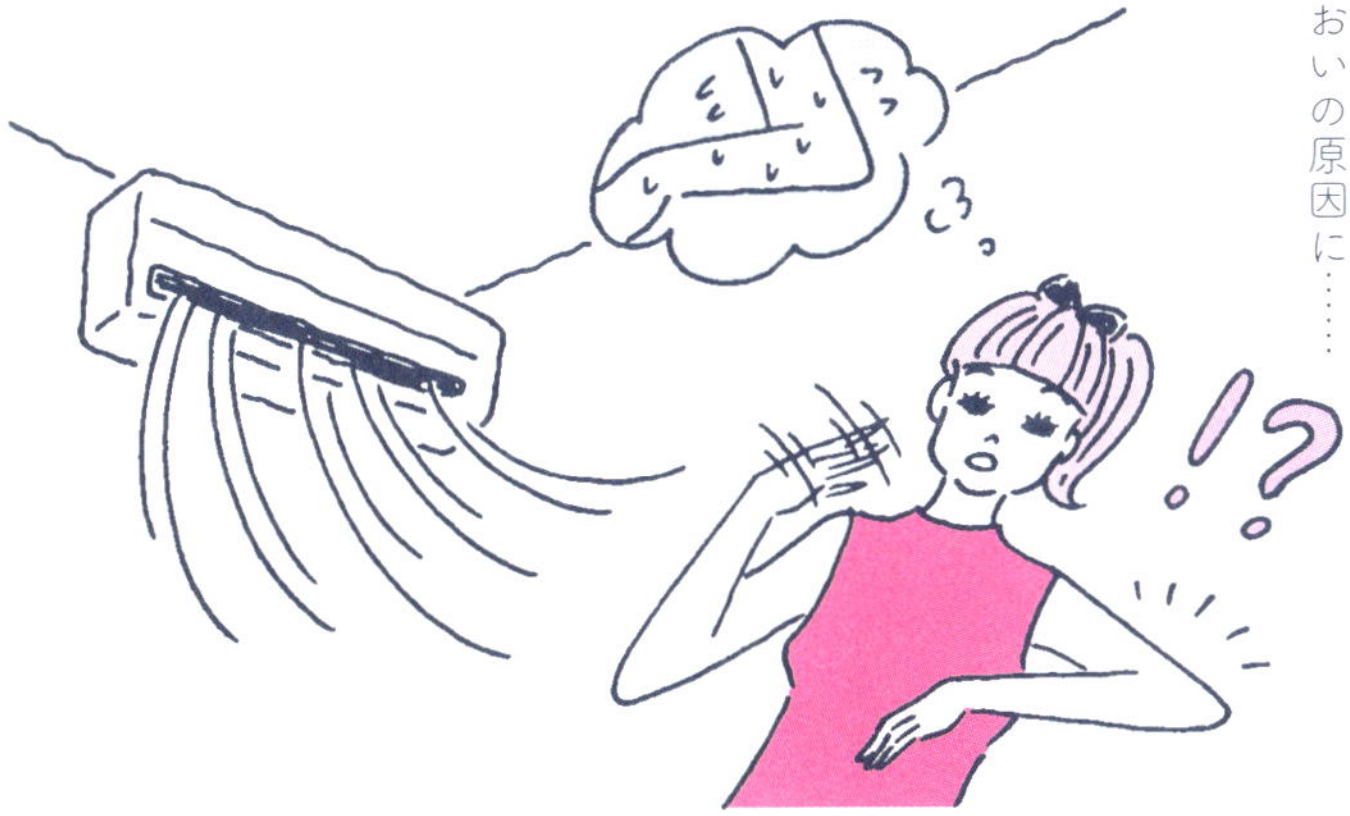

クーラーがききっぱなしの場所にいると、暑くても汗が出づらくなります。体内の熱が放出できず、だるさや体調不良、においの原因に……

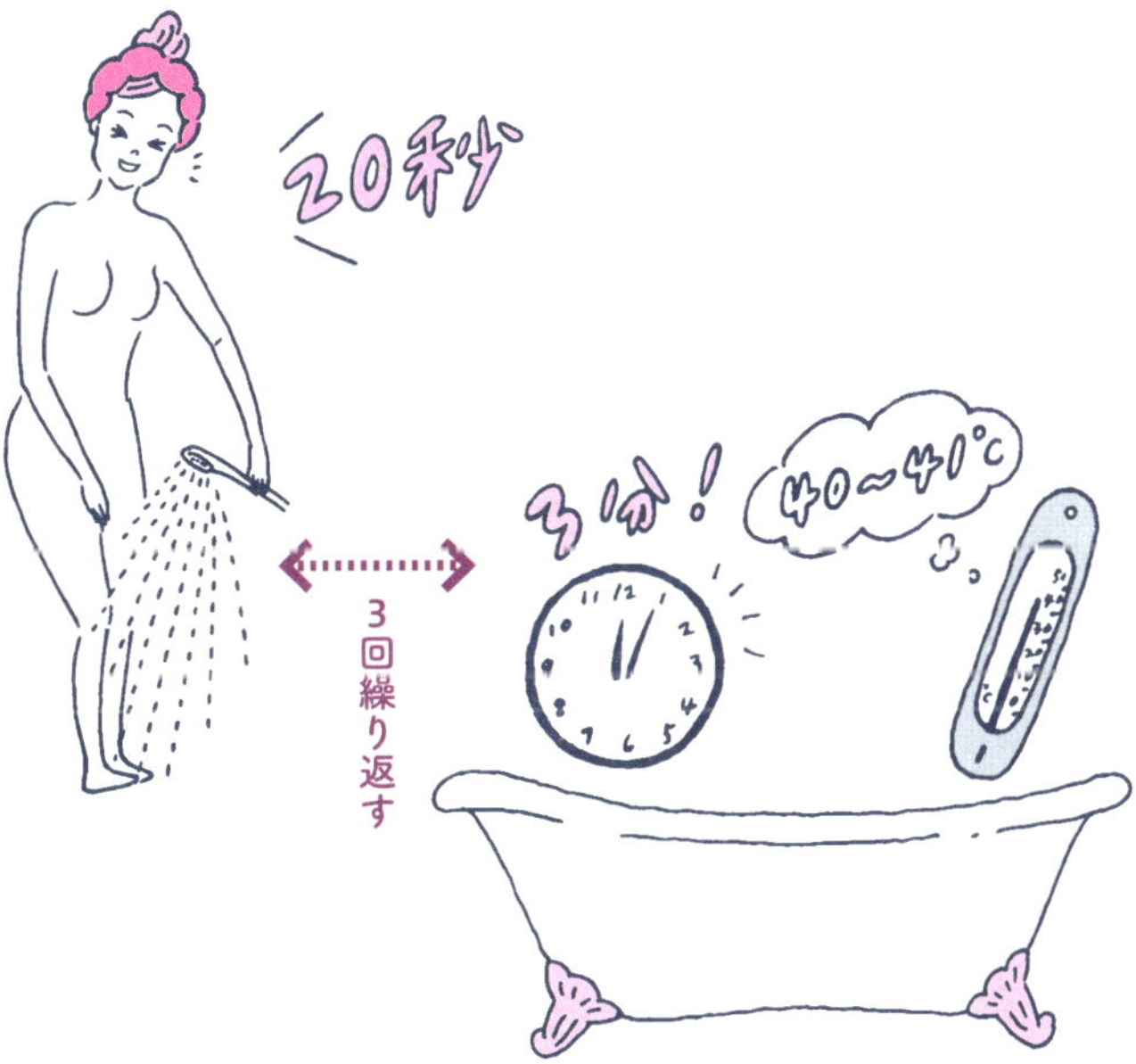

おすすめは温冷交代浴。冷水は「少し冷たいかな」ぐらいが目安。手足の先にかけると、汗腺トレーニングに。

Ofuro Talk 4

まりこ先生おすすめ温泉 Best3 東日本編

1 草津温泉「千代の湯」（群馬県）

泉質や環境、歴史など、総合的にみてトップ。強酸性なので殺菌作用があり、高温なのが特徴的。「千代の湯」は湯長（指導者）が号令をかけて48度に3分つかる「時間湯」が体験できる。

2 乳頭温泉郷「鶴の湯」（秋田県）

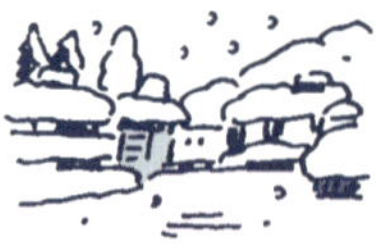

含硫黄、ナトリウム、カルシウム塩化物、炭酸水素泉など、泉質の異なる4種類の源泉を備えるザ・名湯。趣ある茅ぶき屋根、白濁したお湯、広大な自然……真冬の雪景色はすばらしいの一言。

3 和倉温泉（石川県）

明治時代に世界三等鉱泉に選ばれた歴史ある温泉。泉質はナトリウム・カルシウム―塩化物泉。旅館は「多田屋」がおすすめ。目の前に海が広がる露天風呂つきの部屋は、いますぐにでも泊まりたい。

Part 5

美肌・美髪・ダイエット お風呂に入れば、ますますキレイに

Body 体

むくみ知らずのすらっとボディを手に入れる

お風呂は**入るだけでもむくみ解消**の効果がある

鎖骨までつかれば**体のめぐり**がさらによくなる

ひざ関節と**股関節**は湯ぶねの中で指圧

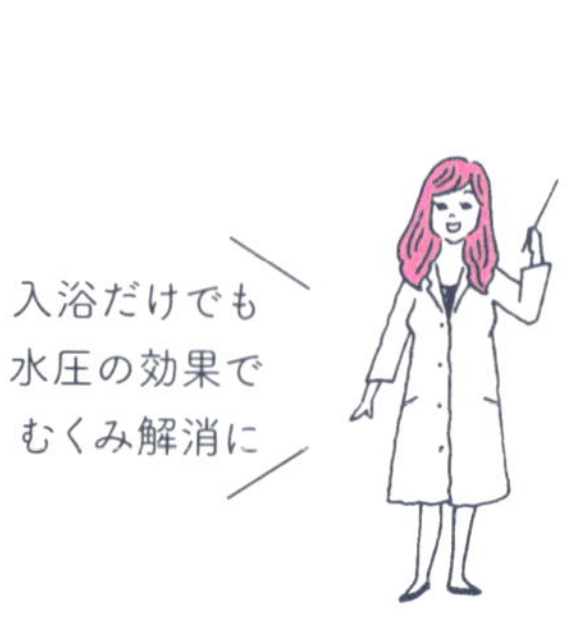

お風呂の中でむくみ対策

Point 1
グーチョキパーと動かして足指をストレッチ

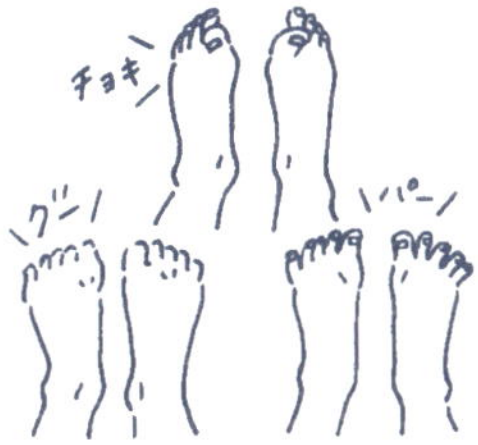

ジャンケンのように小指から1本ずつほぐすように動かすとよい。

Point 2
ゆっくりと足くびの関節を回す

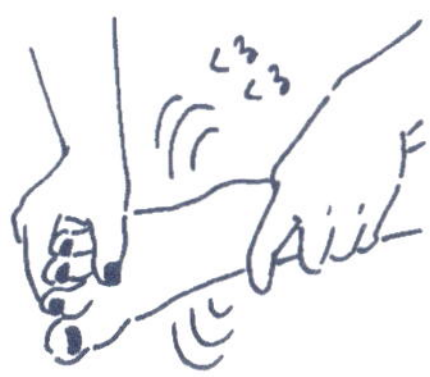

ひと呼吸ずつゆっくりと、大きく大きく動かすことがたいせつ。

Point 3
ひざ関節と股関節はぐぐっと指圧

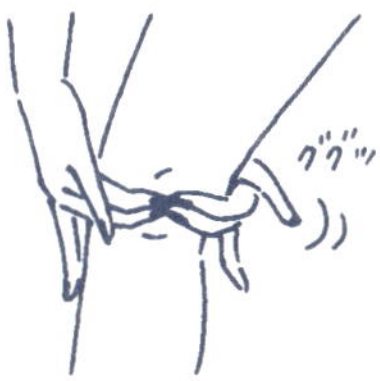

ひざ裏に指2本を入れて、息を吐きながら内側にぐぐっと押す。

湯ぶねの中でひざを立て、そのまま横に倒し、足のつけ根を指圧。

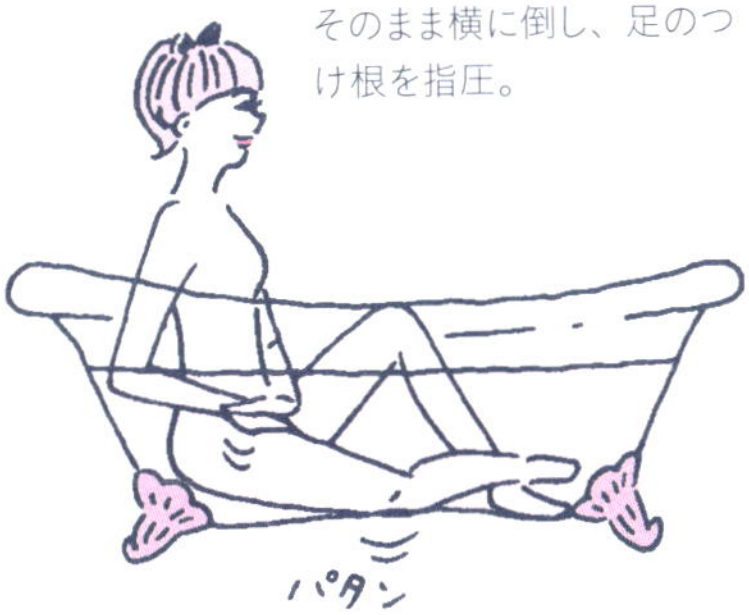

お湯の中で関節を動かし筋肉運動をすると効果的

全身のリンパ液を集める静脈のある鎖骨までつかりましょう。湯ぶねにつかるだけでも静水圧（水中の圧力）の効果で、リンパの流れがよくなり、むくみが解消します。シャワーで動水圧（流水中の水圧）を加えるのもよいですが、おすすめはストレッチ。

関節を動かすと、効率よくマッサージ効果が得られます。また、ひざ関節と股関節にはしっかりと力を入れて圧をかけましょう。

Body
体

ダイエット目的なら寝る**2〜3時間以上前**に

運動は交感神経を刺激するので寝る直前ではなく、**早めの時間帯**に

お風呂の中のトレーニングは**水圧を利用する**のがベスト

お風呂の**入り方**や**洗い場での運動**もダイエットに

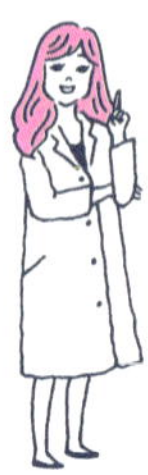

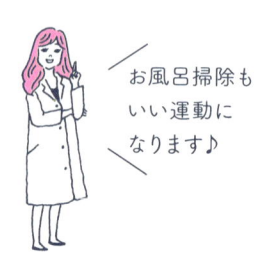

お風呂掃除も
いい運動に
なります♪

ダイエットのための入浴法

Point1
寝る直前ではなく就寝2～3時間以上前に

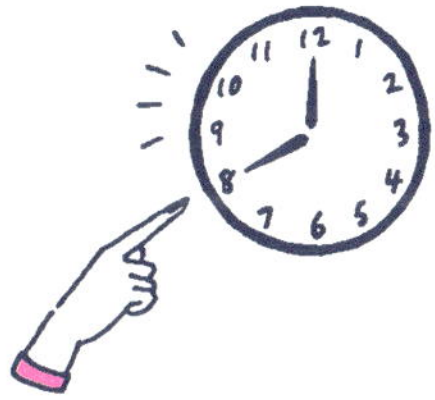

ハードな運動だと深部体温が下がりにくく、眠りづらくなる。

Point2
前半7分に運動、後半8分はうっとり

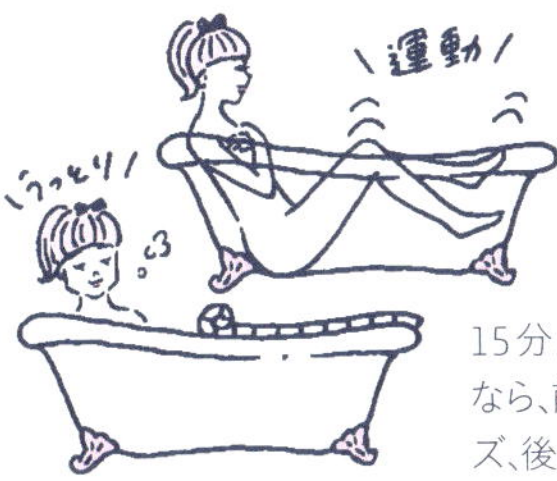

15分湯ぶねにつかるなら、前半にエクササイズ、後半はリラックス。

Point3
湯ぶね←→洗い場を繰り返すのも○

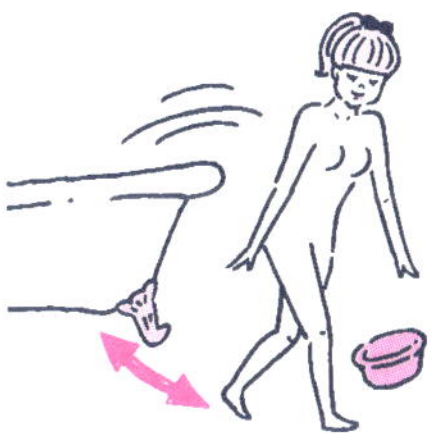

42度の湯ぶね3分、洗い場3分。何度か繰り返すと代謝アップ。

Point4
お風呂グッズを活用してエクササイズ

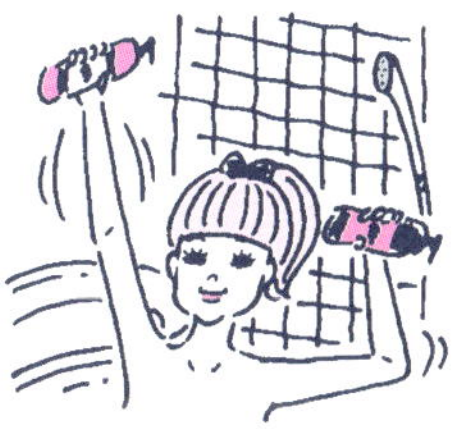

水の入った洗面器やシャンプーボトルを重りにした運動も○。

水圧を利用してお風呂で「やせ活」

体や浴槽の大きさによりますが、女性がお風呂に入ると、だいたい約500kgの水圧がかかります。下半身の静脈やリンパ管が圧迫されるため、この状態でトレーニングを行うとダイエット効果大。

ただし寝る直前だと交感神経が優位になるため、ダイエット目的なら就寝の2～3時間以上前に行いましょう。洗い場で水の入った洗面器やシャンプーボトルを上げ下げすると、腕の筋肉を鍛えるのにもってこいです。

Body
体

むくみをとって、**くびれ**をつくる。ラクに美ボディをつくる**風呂トレ**

水圧を利用する「風呂トレ」は部屋でするより**効果が高い**

おなか、**ひざ上**、**太もも**、**おしり**、気になるところを集中トレーニング

バスタイムの前半に行い、後半はのんびりリラックス

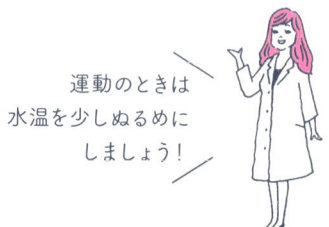

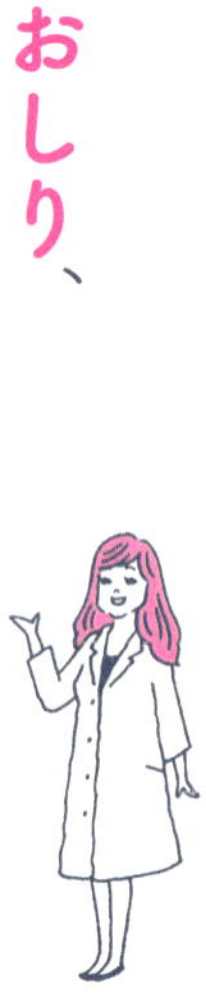
運動のときは
水温を少しぬるめに
しましょう!

水圧で効果UP！エクササイズ

exercise1

くびれをつくる

両手を胸でクロスし、自転車をこぐように両足を回す。10～30回行う。

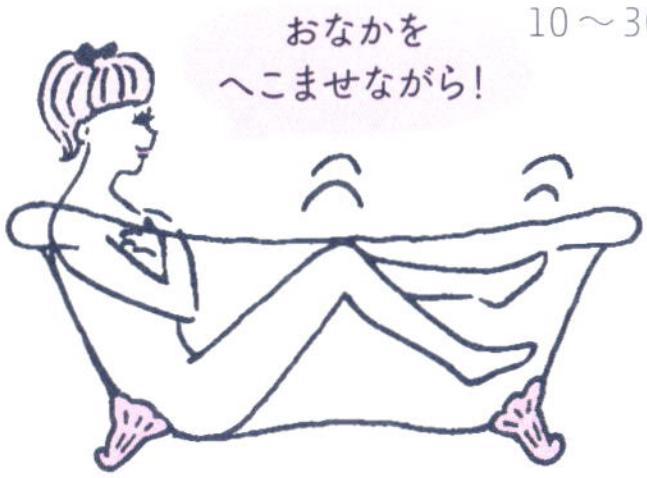

exercise2

ひざ上ほっそり

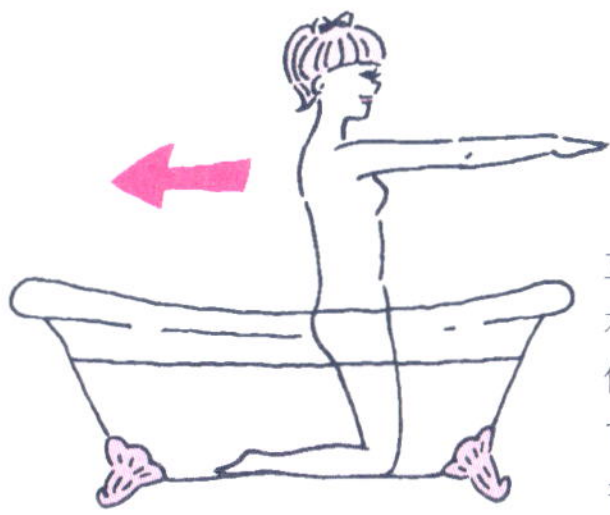

立てひざで手を水平に伸ばし、上体を後ろに倒して10 ～ 30秒キープ。

exercise3

内もも引き締め

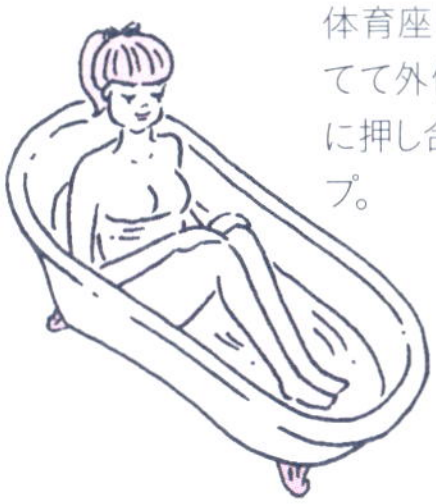

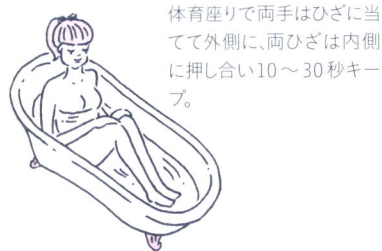

体育座りで両手はひざに当てて外側に、両ひざは内側に押し合い10～30秒キープ。

exercise4

小尻&ヒップアップ

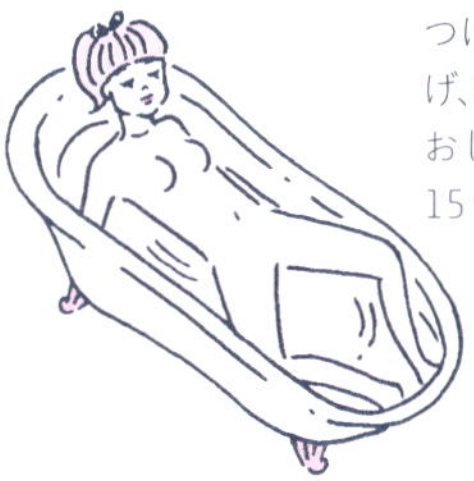

つま先を浴槽の壁につけておしりを持ち上げ、ひざを左右に開き、おしりに力を入れて15～30秒。

風呂トレで気になる部位を引き締めて

湯ぶねの水圧を利用してトレーニングすれば、おなかや下半身をラクに鍛えることができます。

くびれを手に入れたいなら、湯ぶねの中でおなかをへこませながら足こぎを。ひざ上のもたついた肉や太ももの内側を引き締める、またお椀形の小尻を目指すヒップアップトレーニングも。

いずれもバスタイムの前半にトレーニングしたら、後半はリラックスを心がけて。

Body
体

湯ぶねにつかれば**汚れはとれる**。せっけんで洗うのは**3カ所**だけ！

湯ぶねに**つかるだけ**で
体の汚れは洗い流される

デコルテ、わき、足うら、
この3カ所だけせっけんを使う

デリケートゾーンに
せっけんを使うのはNG

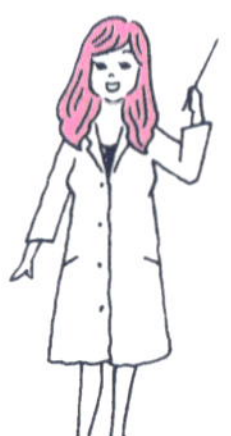

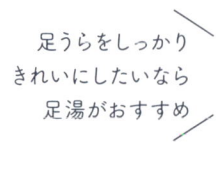

足うらをしっかり
きれいにしたいなら
足湯がおすすめ

せっけんを使って洗うのは この3カ所

足うら

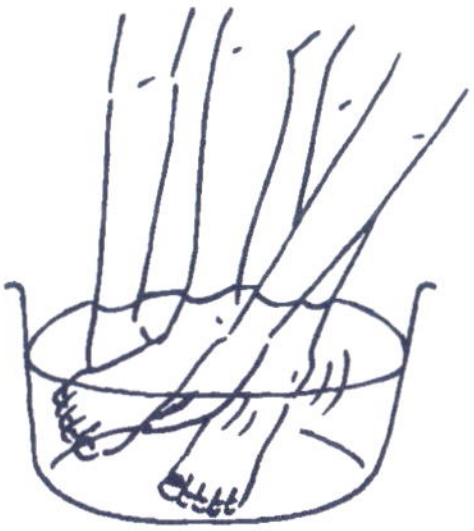

足うらは足湯が効果的。スクラブ入りソープで、たまった角質を落としても。

わき

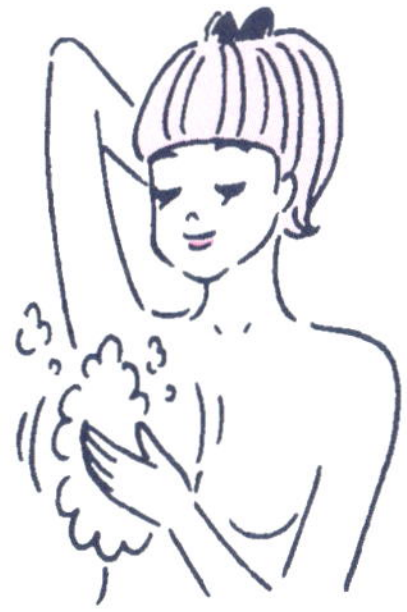

皮脂の多いわきは、しっかりと泡立てたせっけんで泡を転がすように洗う。

デコルテ

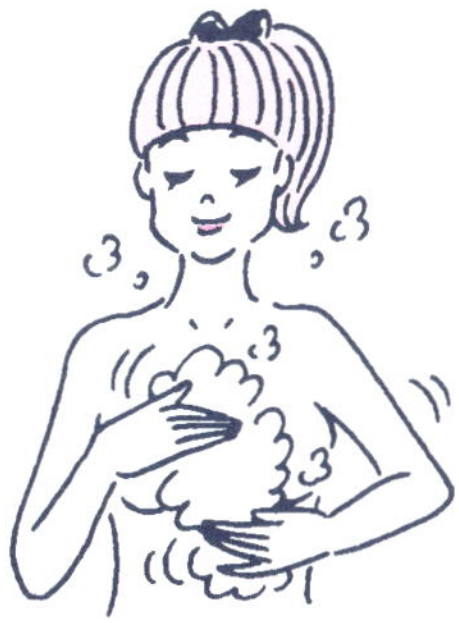

湯ぶねの外に出ていたデコルテや首は、泡立てたせっけんでそっと洗う。

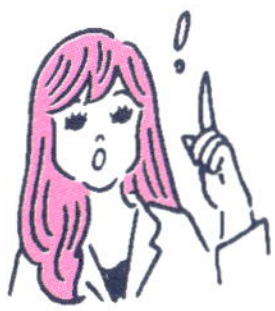

デリケートゾーンは流すだけでOK

ムレや汗などでデリケートゾーンに違和感があると、どうしてもせっけんを使いたくなりますが、かえって炎症を強めることもあります。どうしても使いたいなら専用のソープを。

洗いすぎは必要な成分も失う可能性が

お風呂では一日の汚れをとるべくせっけんで全身ゴシゴシという人は多いですが、実は体の汚れは湯ぶねにつかるだけでもとれるため、こすらなくてOK。

洗いすぎると、美肌に必要な皮脂や常在菌まで洗い流してしまいます。

せっけんを使うのは、デコルテ、わき、足うらの3カ所のみ。日やけ止めを塗った場合は、腕や脚もせっけんで洗いましょう。デリケートゾーンはせっけんを使わず、洗い流すだけでOKです。

Body
体

ベタ汗はにおいのもと！お風呂で「汗トレ」しましょう

汗腺の機能が低下すると
悪臭の原因となるベタ汗に

いちばん簡単な汗トレーニングは
毎日しっかりと湯ぶねにつかること

十分な睡眠や**定期的な運動**
も汗トレには有効

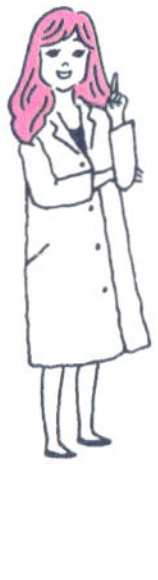

ファインバブルのシャワー（126ページ）で
お湯をためると
加齢臭が取り除ける！

におわない体づくりの3Step

Step1
湯ぶねに40度前後で20分。プツプツ水滴の汗が出たらOK

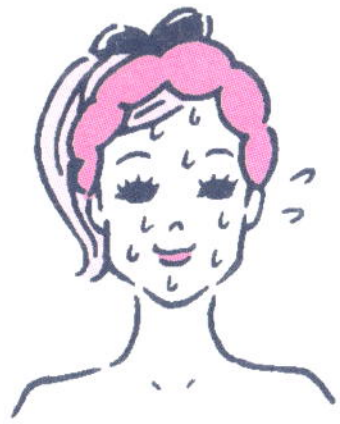

口の周りやひたいに水滴がにじむまで、ぬるめの湯につかる。

Step2
暑いときは精油や入浴剤を使う

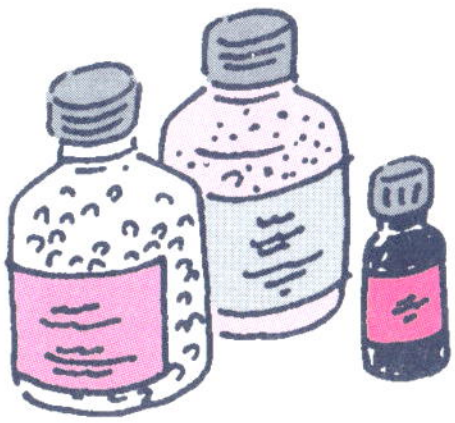

清涼感のあるメントール入りの精油や入浴剤でさわやか。

Step3
入浴後は寝室でうっとり美容

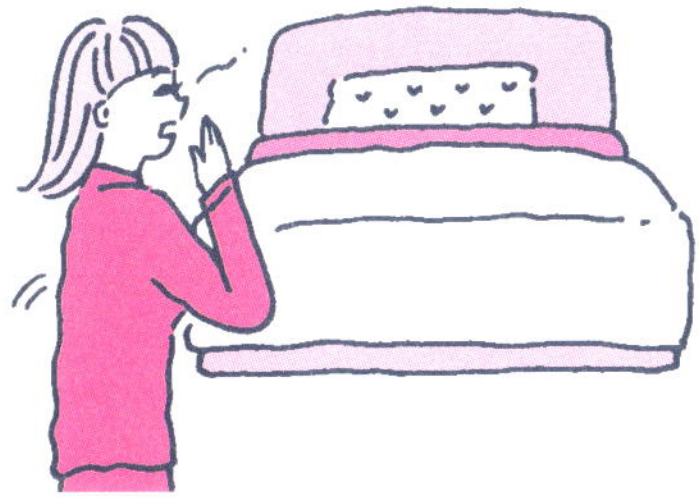

よい睡眠で自律神経のバランスをととのえることも、ベタ汗予防に重要。

自律神経がととのえば適切に汗をかけるように

エアコンの効いた場所に長くいたり、運動不足で汗をかかずにいたりすると、汗腺の機能が鈍くなるため、ベタついた汗が出て、においが発生することも。こうした汗腺の働きをコントロールしているのは自律神経です。

自律神経をととのえるために、いちばん簡単なのはお風呂。毎日しっかり湯ぶねにつかると適度に発汗でき、においのもとになるベタ汗は出にくくなります。十分な睡眠や定期的な運動もたいせつです。

Skin
肌

お風呂の中でのパックはもちもち肌への近道

パックをするなら断然、**入浴中**。
お風呂上がりの肌が変わる！

お風呂上がりは**5分以内**に
スキンケアをする

冬の水分蒸発は夏の2倍！
寒い時期は念入りに保湿を

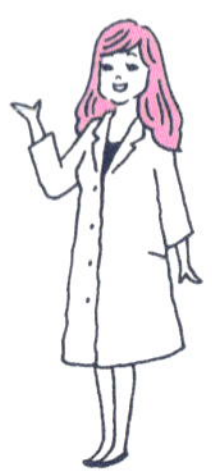

もちもち肌になれる入浴法

Point 1
入浴中のフェイスパックで水分キープ

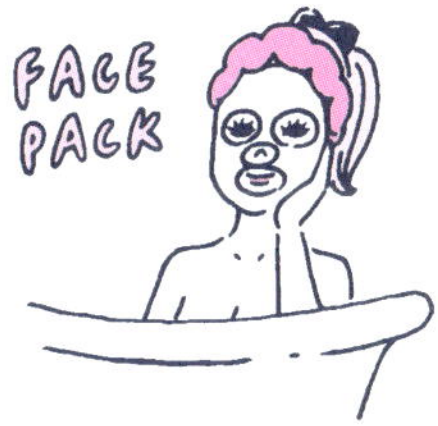

湯ぶねでパックすれば、乾燥しがちなお風呂上がりもツルツルに。

Point 2
お風呂上がりは5分以内にスキンケア

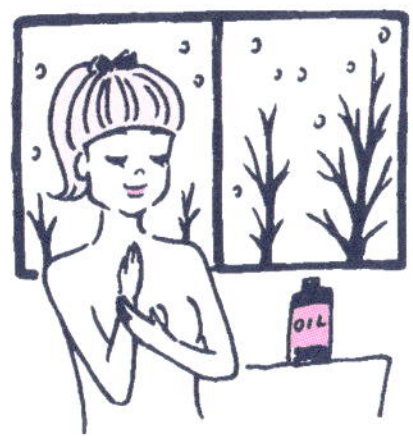

顔もボディも、お風呂上がり5分を過ぎると乾燥が進みます。

Point 3
乾燥しやすい冬は、念入りに保湿を

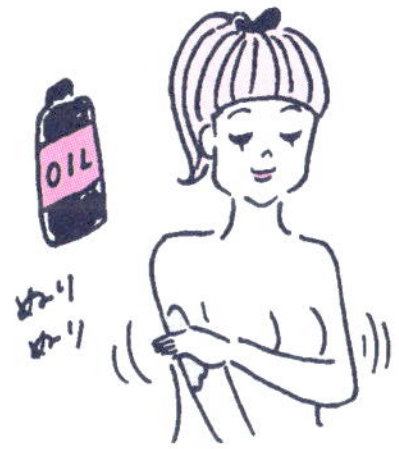

冬の角質層の水分は夏の約7分の1に。冬は重ね塗りで保湿を。

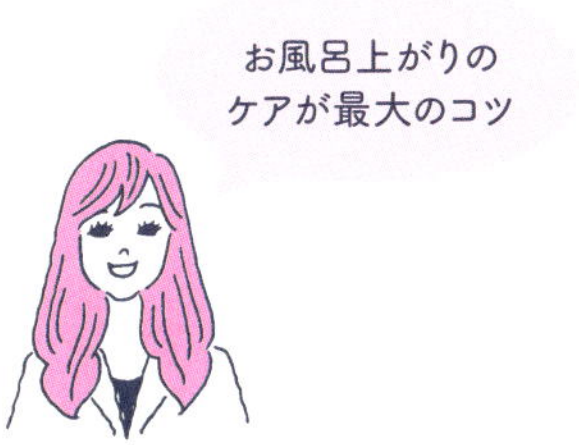

お風呂パックで乾燥をシャットアウト

入浴後は急激に乾燥が進み、入浴前より乾きます。でも入浴中に保湿化粧品を肌に塗ると、塗らない状態に比べて、入浴後1分の水分量は約2倍、1時間後まで入浴前の水分量をキープできるという研究結果が。入浴中のパックでもちもち肌になるのはこのためです。

また皮膚の水分量は、入浴後5分で急激に下がるため、入浴後5分以内に保湿ケアをしましょう。

Skin 肌

お風呂上がりの保湿は浴室内でするのが正解

浴室内でボディケアして肌の湿度をキープ

保湿剤やオイルを塗るときは**水分をしっかりふいて**から

入浴後は**すばやく**スキンケア。肌はどんどん乾いていく！

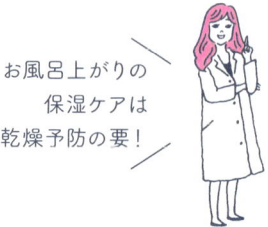

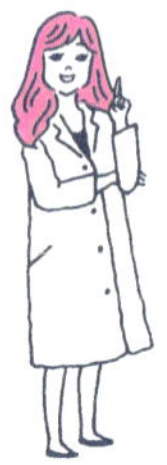

間違いがちな保湿対策

✕ 脱衣所で保湿剤を塗る

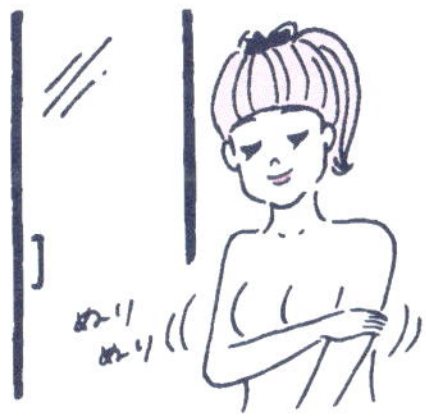

浴室内で水分をしっかりふいてから保湿剤を塗るのが正解。

✕ ぬれた肌に保湿剤を直接塗る

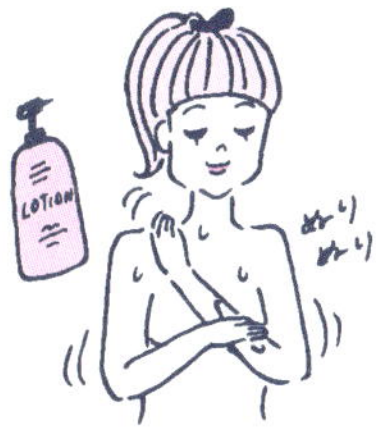

水滴は熱を奪いながら蒸発するためぬれていると体温が下がる。

✕ しばらく時間がたってから

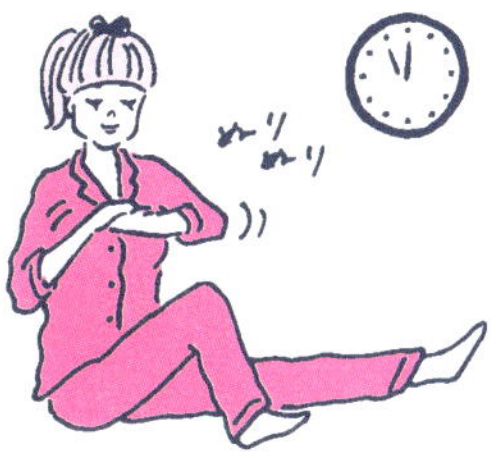

入浴後5分以内に保湿しないと、乾燥してしまう。

✕ タオルでゴシゴシ水分をふきとる

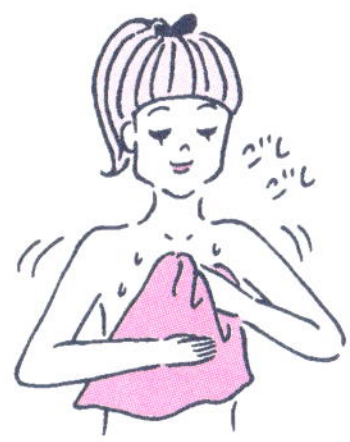

肌に軽くふれる程度でOK。ゴシゴシふくと肌を傷める原因に。

浴室内での保湿ケアで肌の水分をキープ

入浴後のボディケアは5分以内に浴室でしましょう（フェイスケアは脱衣所でOK）。そのとき、ぬれた肌に直接保湿剤を塗るのはNG。タオルで水分をふきとってから、保湿しましょう。

ボディケアは、両手でマッサージするように。胸やおしりは体をねじりながら、脚は持ち上げて、ひざを伸ばしながら足くびから太ももまで塗ればかんたん。滑りのいいものならオイルでもクリームでも。

Hair
髪

見違えるようなサラツヤ髪になるシャンプーのカギは「血流アップ」

頭皮がムニッと盛り上がるほど**マッサージ**してやわらかい頭皮をつくる

シャンプーブラシは誰でも1本はあったほうがいい

トリートメントは**髪の毛一本一本**くまなくなじませる気持ちで

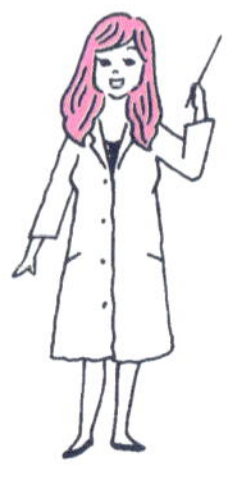

ツヤサラ髪になるシャンプーの手順

1 ブラッシングする

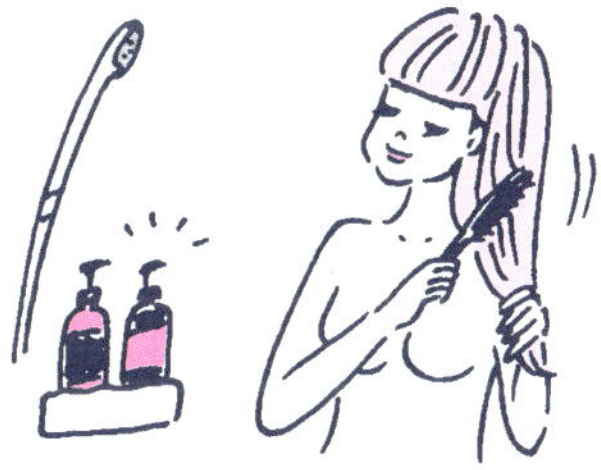

髪がもつれたままだと内側の汚れが落とせないので、あらめのブラシやシャンプーブラシでほぐす。

2 シャンプーで洗う

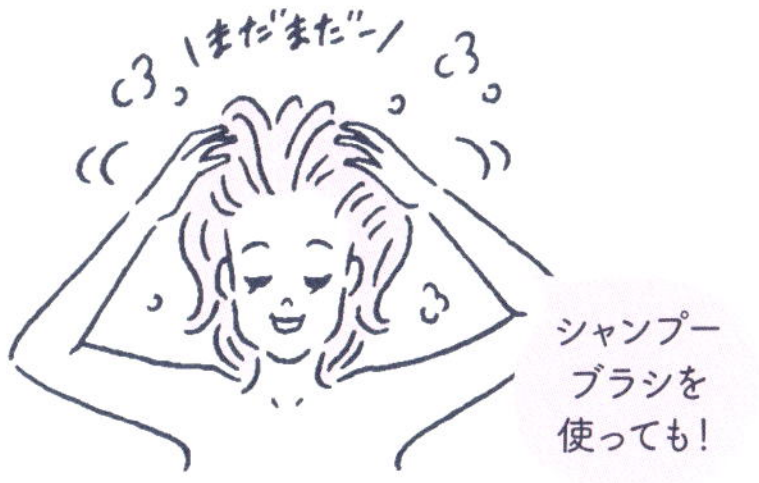
まだまだ〜
シャンプーブラシを使っても!

お湯でよく洗い流したあと、指の腹でマッサージするように洗う。「もう充分」と思ってから1分が目安。

3 トリートメントをつける

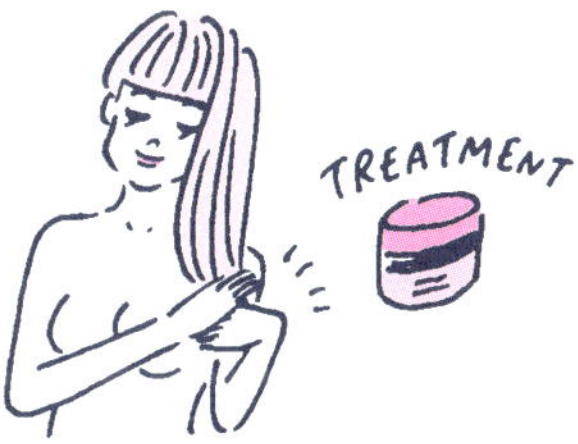
TREATMENT

しっかり水けをきり、トリートメントを毛先だけにつける。毛先にくまなくつくように、ブラシでなじませて。

4 洗い流して終了

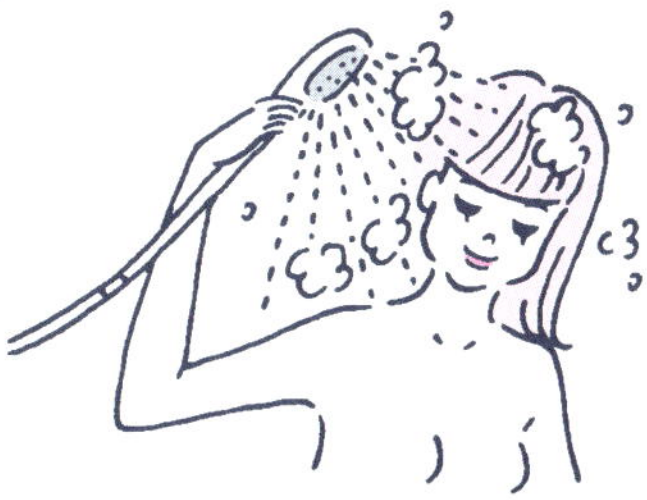

洗い残しは、においや頭皮状態の悪化の原因に。髪の生えぎわからよく流して。

洗い方を工夫すれば髪質が変わります

サラツヤ髪をキープするには、正しくシャンプーをし、頭皮の毛細血管の血流をよくすることがポイント。洗うときは指の腹で頭皮を動かすように、しっかりマッサージ。特に、おでこの生えぎわ、こめかみ、頭頂部はかたくなりがちなので、念入りにもみほぐすようにしましょう。

ただし洗いすぎると乾燥し、かゆみやかさつきにつながるので、毎日確実に洗う必要はありません。整髪料を使わないなら冬は2日に1回でもOK。

Hair
髪

汗をかくと頭皮のにおいが気になる！その原因と対策は？

- シャンプー前に**頭皮をしっかり洗い**泡立てる土台をつくる
- **洗浄力の強すぎるシャンプー**はかえってにおいの原因に
- 正常な皮脂分泌には**生活習慣をととのえる**ことも大事

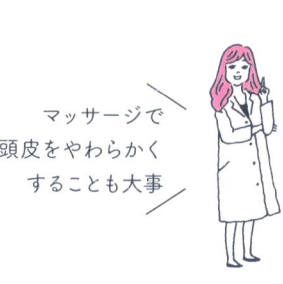

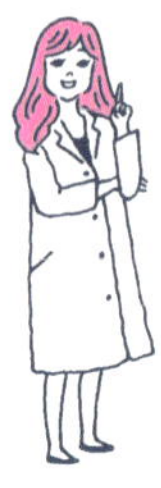

マッサージで
頭皮をやわらかく
することも大事

もしかしたらこんなことが原因かも!?
頭皮のにおいチェックリスト

- □ しっかり頭皮が洗えていない
- □ 頭皮を乾かさずに放置している
- □ シャンプーがよくない
- □ シャンプーをきちんと泡立てていない
- □ シャンプーがちゃんと洗い流されていない
- □ 頭皮がかたい
- □ 睡眠不足
- □ 自律神経が乱れている
- □ 頭皮が乾燥している

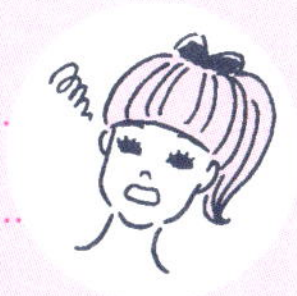

生活習慣も
においの原因に

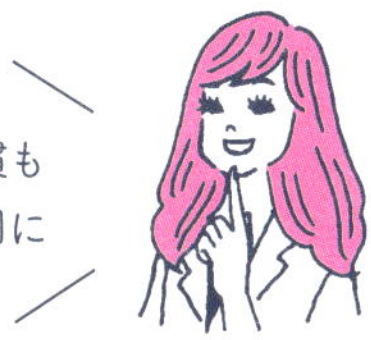

しっかり泡立てて洗って洗い残しに注意

頭皮のにおい対策は、まずシャンプー前に時間をかけて頭皮を洗うこと。その後、シャンプーをしっかりと泡立て、指の腹で地肌が動くほど洗い、頭皮をもみながら何度も洗い流すこと。洗い残しがあると、頭皮の常在菌のバランスが悪くなり、頭皮状態を悪化させてしまうことがあります。十分な睡眠などで自律神経をととのえ、皮脂分泌を正常にすることもたいせつです。

Hair
髪

ドライヤー時間が10分短くなる！まりこ式ドライヤー術

髪の毛にタオルを当てながらドライヤーをかけると早く乾く

トリートメントを塗るときは「少し乾いてから」が正解

常にタオルの乾いている面を髪に添える

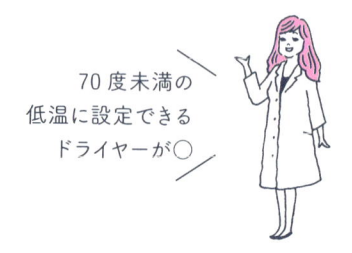

70度未満の
低温に設定できる
ドライヤーが○

時短ドライヤー術のすすめ

1 実はタオルドライは簡単でOK

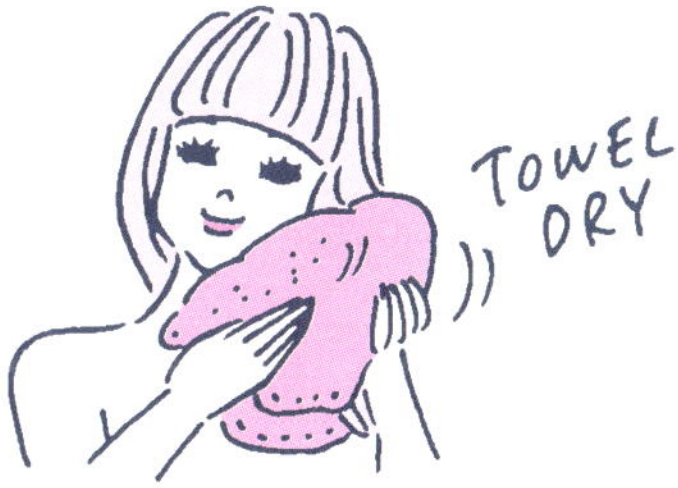

ざっとタオルで水分をふきとる。タオルだけは非効率なので短時間でOK。

2 髪の毛にタオルを当てドライヤーで乾かす

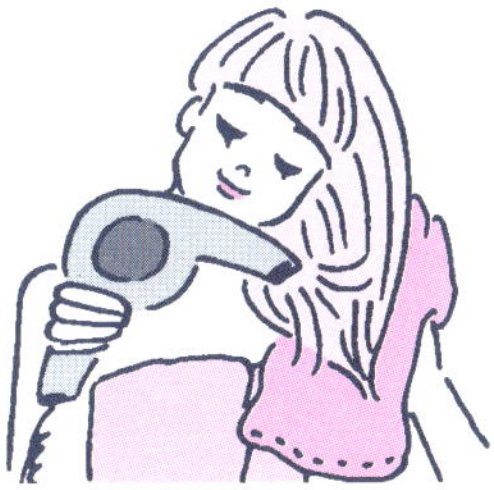

ドライヤーをかけながらタオルドライのように髪全体の水分を吸わせる。

3 トリートメントを毛先に塗る

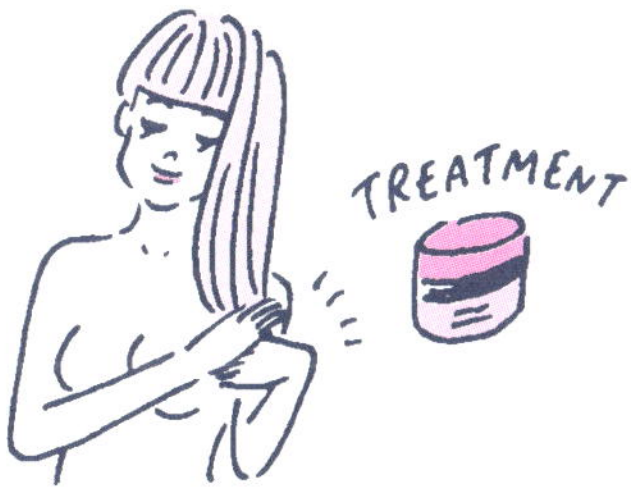

ある程度乾いたら、洗い流さないトリートメントを毛先に塗る。

4 生えぎわからドライヤーをかける

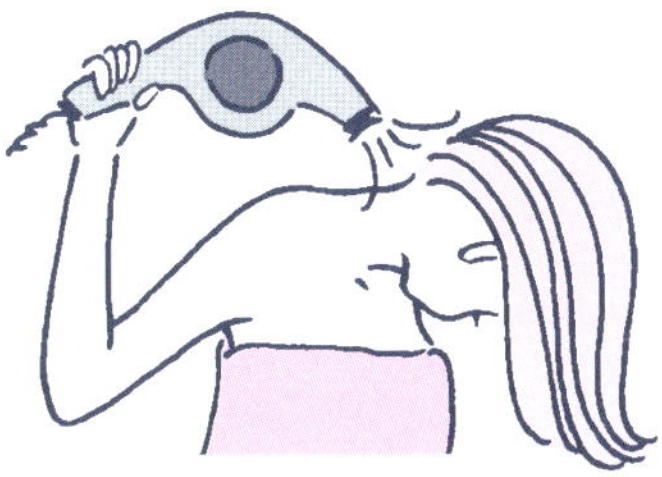

下を向き、タオルを使いながら生えぎわから毛先に向かって乾かす。

タオルを当てながら髪の水分をキャッチ

ドライヤー時間を短縮させるには、タオルを上手に使うのがコツ。タオルを髪の毛に当てながらドライヤーを当てると、髪の水分がタオルに移り、早く乾かすことができます。常にタオルの乾いているところを髪に添えて、根元から毛先へ当てるのがコツ。

洗髪後すぐに、吸水性のよいヘアキャップをかぶれば、さらに時短に。

少し湿っぽいときに、豚毛のようなやわらかいブラシで全体のもつれをときましょう。

美肌・美髪・ナイスバディの味方！

お風呂グッズ大全 その2

美肌、美髪を目指すなら、シャワーヘッドにも、とことんこだわりたい。
頭皮ケアグッズや足うらケアグッズもご紹介します。

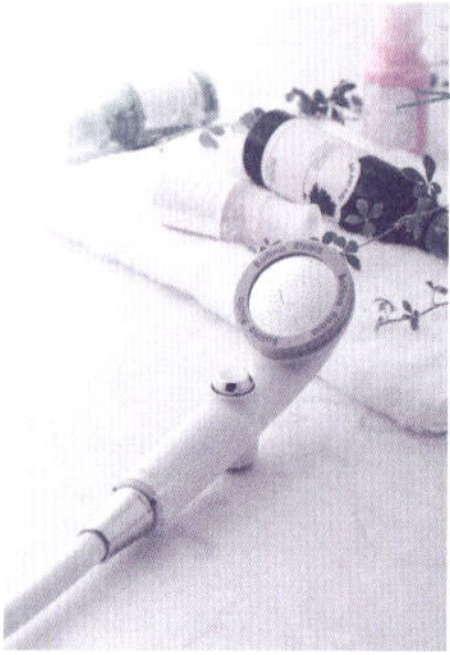

ボリーナリザイア

ウルトラファインバブルで洗浄力は抜群。手元のオンオフスイッチで節水効果も。1万6000円／田中金属ホールディングス

目的に合わせて選ぼう！

シャワーヘッド

いまあるシャワーにつけかえるだけで、塩素除去や節水が実現。塩素除去を湯張りに使えば、湯ぶねの塩素をとり除けます。

選び方のPoint

・毛穴の汚れまで落としたいなら、泡の大きさが小さいもの
・節水したいなら、穴の数や大きさの調整や手元オンオフ機能があるもの
・敏感肌の人は塩素除去機能のものを

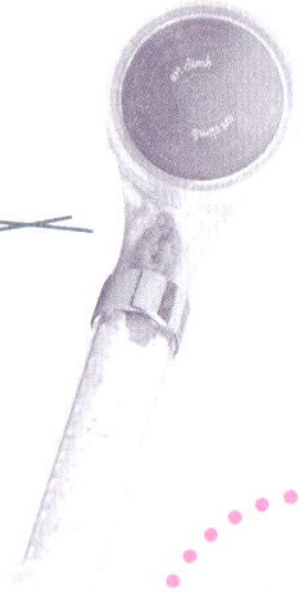

SPA+ クリアホワイト

ヘッド部分に専用の重炭酸タブレットを入れると炭酸水のシャワーに。汚れがしっかり洗い流せる。4800円／アートクライム

毛穴の汚れ除去

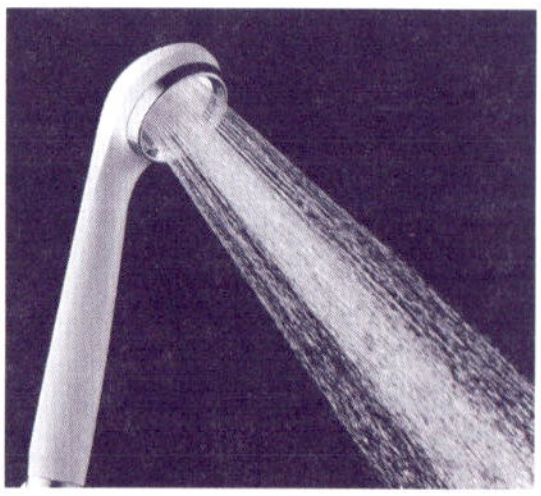

ファインバブルシャワーヘッド ボディプラス

ファインバブルを含んだ水を噴射し、効率的に汚れを落とす。高い洗浄力で毛穴の奥までスッキリ。7500円／ミズタニバルブ工業

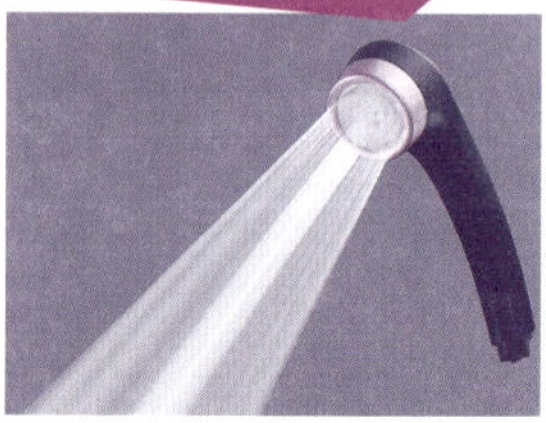

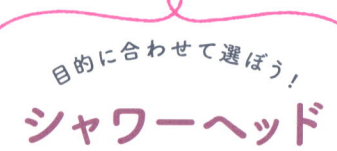

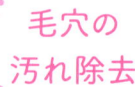

サロンスタイル・スカルプケアシャワー

時速40kmの高速水流で頭皮の皮脂を洗浄。水流は強いが独自の構造で、浴び心地はやわらか。オープン価格／アラミック

※商品はすべて税抜き価格です。

節水機能

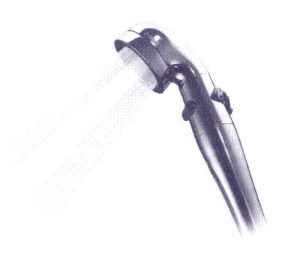

シルキンシャワー・プレミアム

最大60%の高い節水効果。手元で水流をストップする機能や水量を調節する機能でますます節水に。オープン価格／アラミック

THYC48シャワーヘッド（エアイン®シャワー）

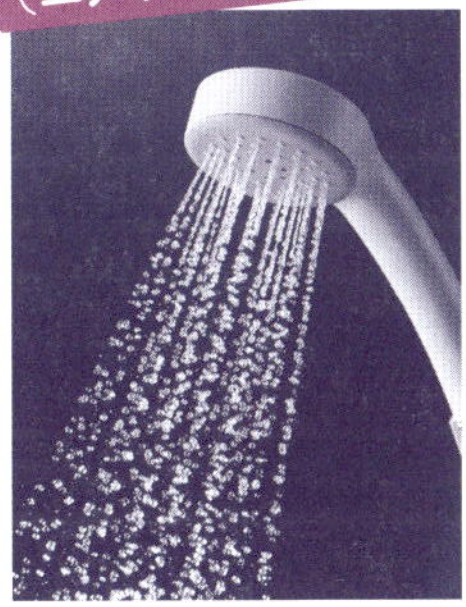

水に空気を含ませ、従来品の約35%の節水効果と、やさしい浴び心地を両立している。希望小売価格5900円／TOTO

塩素除去機能

浄水シャワー

亜硫酸カルシウムが素早く反応し、残留塩素を分解。節水効果45%。湯あたりがやさしいところも◎。オープン価格／SANEI

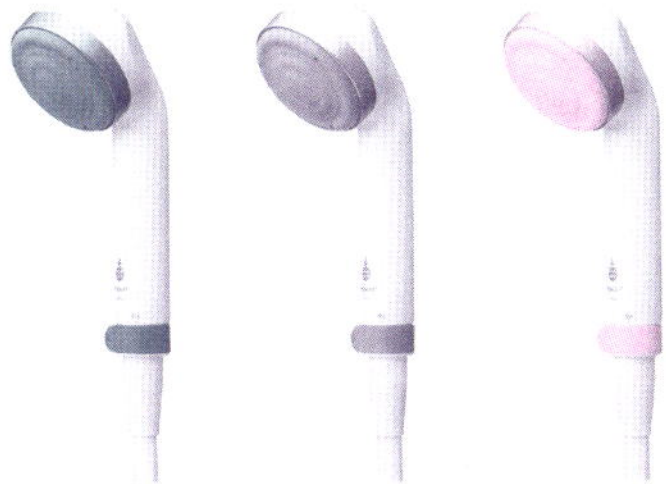

トレビーノ トレシャワー RS52

塩素を除去して、肌や髪にやさしい浄水シャワー。また、浄水と原水を簡単に切りかえられるのが経済的。オープン価格／東レ

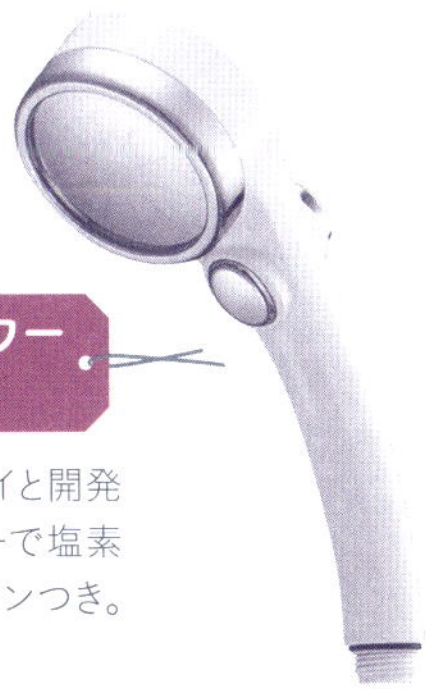

浄水ストップシャワー（ピュアラ）

三菱ケミカル・クリンスイと開発した酸化還元フィルターで塩素除去。手元ストップボタンつき。8800円／カクダイ

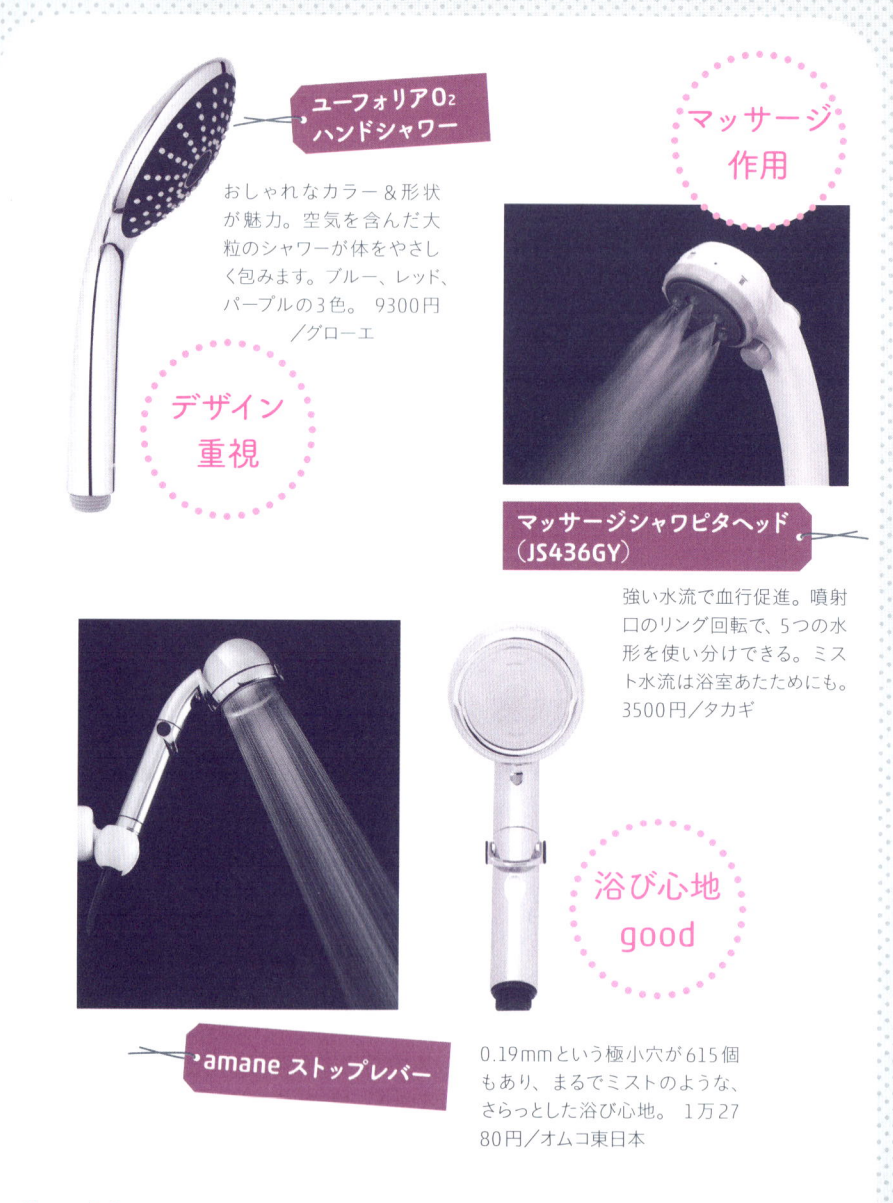

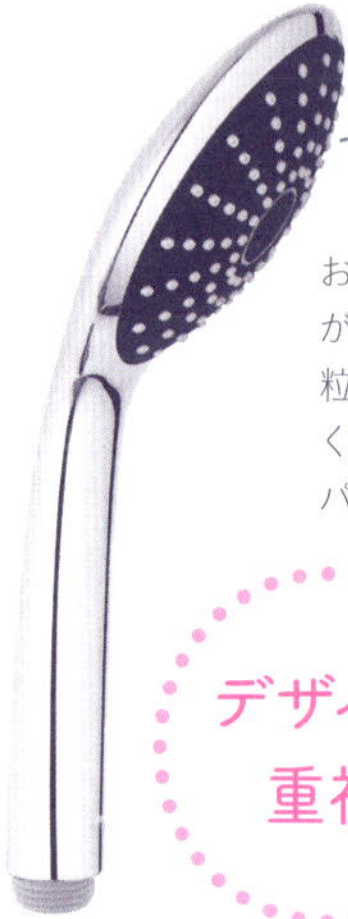

ユーフォリアO2
ハンドシャワー

おしゃれなカラー＆形状が魅力。空気を含んだ大粒のシャワーが体をやさしく包みます。ブルー、レッド、パープルの3色。 9300円
／グローエ

デザイン
重視

マッサージ
作用

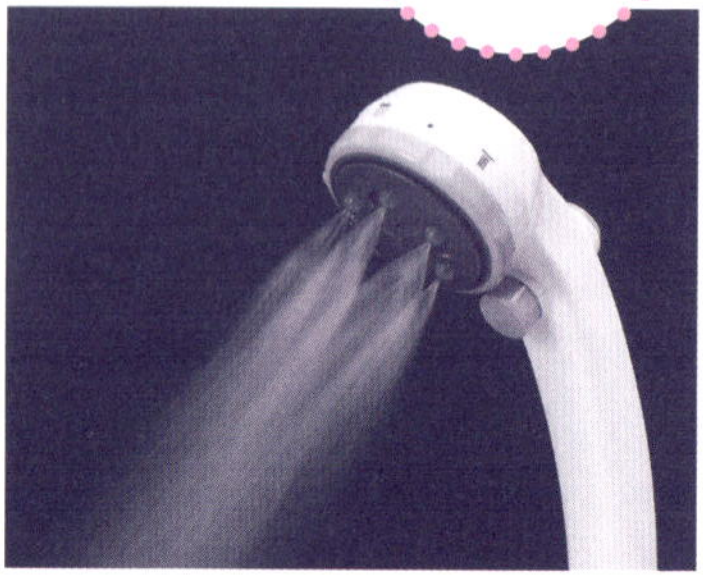

マッサージシャワピタヘッド
（JS436GY）

強い水流で血行促進。噴射口のリング回転で、5つの水形を使い分けできる。ミスト水流は浴室あたためにも。
3500円／タカギ

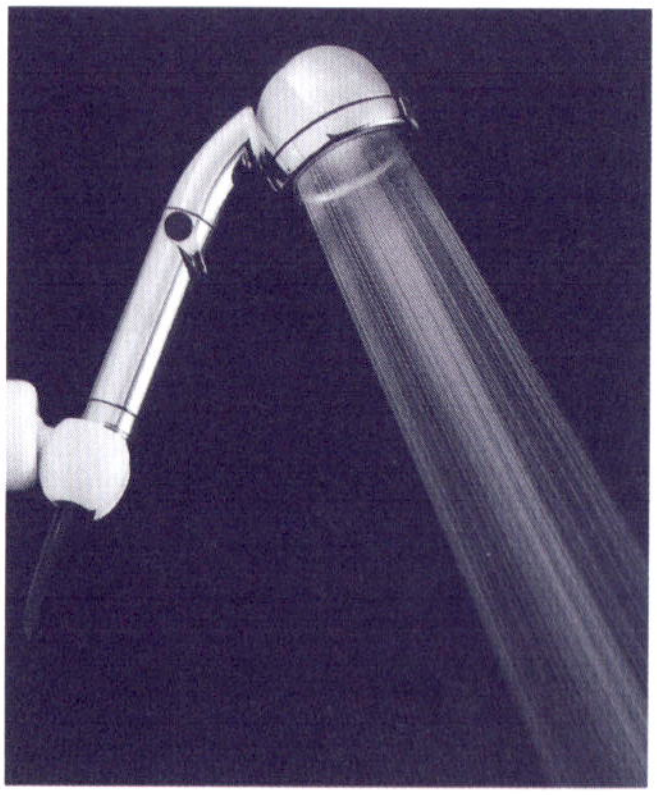

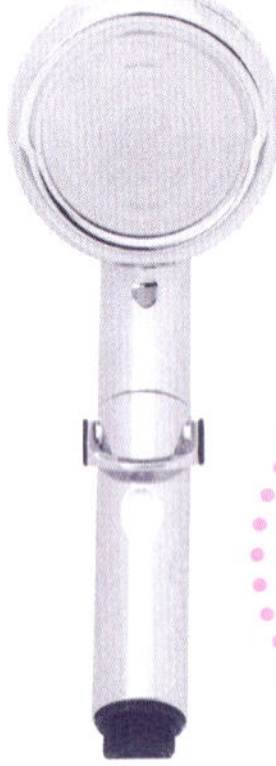

浴び心地
good

amane ストップレバー

0.19mmという極小穴が615個もあり、まるでミストのような、さらっとした浴び心地。 1万2780円／オムコ東日本

泡の大きさって？

100μm 以下の微細な気泡を総称してファインバブルと呼びます。そのうち直径 1～100μm がマイクロバブル、直径 1μm 以下はウルトラファインバブル（マイクロナノバブル）。

ほぐせば顔もスッキリ

頭皮ケアグッズ

髪の毛が多く頭皮をうまく洗えない人や、頭皮マッサージをしたい人におすすめのアイテム。血行が促進され、夜もぐっすり。

頭皮エステ（サロンタッチタイプ）EH-HE99

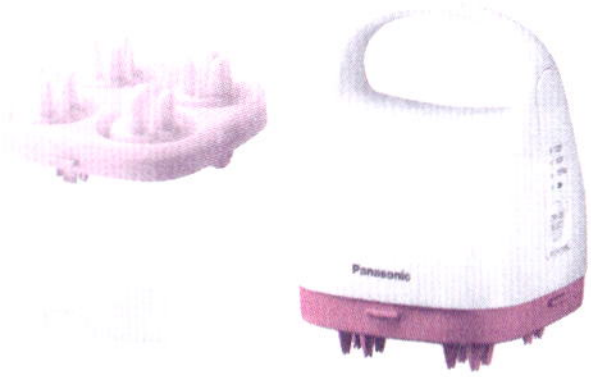

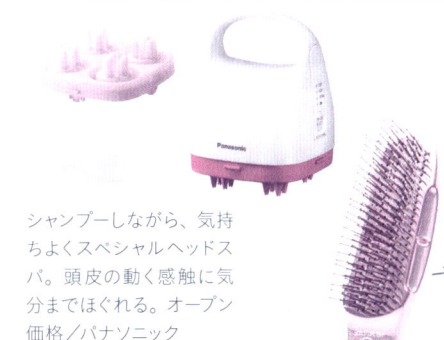

シャンプーしながら、気持ちよくスペシャルヘッドスパ。頭皮の動く感触に気分までほぐれる。オープン価格／パナソニック

スカルプブラシワールドモデル ショート

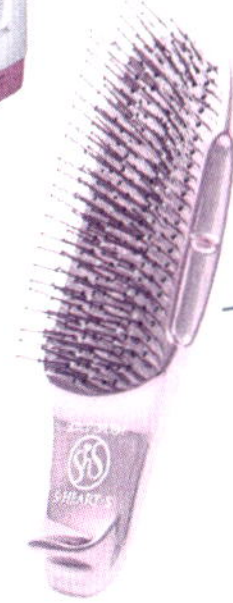

長短ピンと特許取得の頭皮密着構造で洗い残しを軽減。頭皮のにおい解消に。5518円／エス・ハート・エス

カチカチの角質にサヨナラ

足うらケアグッズ

足うらマットやスクラブなど、お風呂の中で角質ケアできるグッズをご紹介しましょう。足うらマットは、手を使わずに洗えて楽。

フットグルーマーグラン

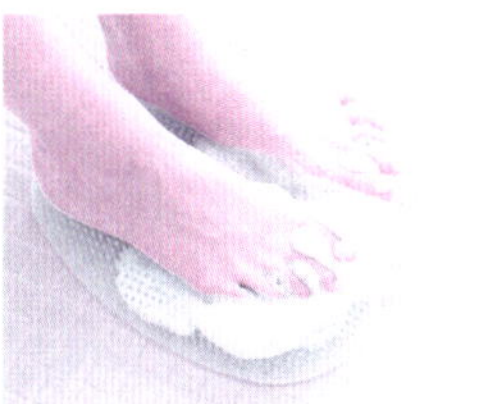

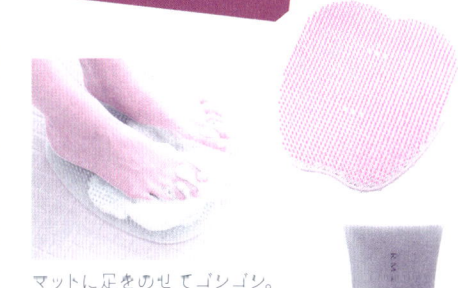

マットに足をのせてゴシゴシ。角質除去はもちろん、ひざ下まで血行がよくなり、足の疲れもスッキリ。8315円／サンパック

RMK　ジェルスクラブ

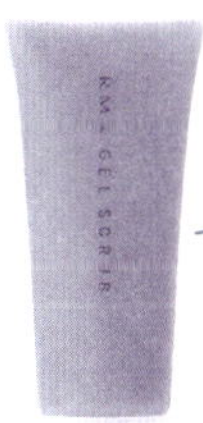

顔用だが足うらにもおすすめのスクラブ。足うらに塗りやさしくマッサージ、しばらくおいて洗い流すとしっとりする。3200円／RMK

食品添加物でにおいを中和する方法も……

納豆のようなにおいには、アルカリ性の重曹の足湯がおすすめ。油脂を乳化し、たんぱく質を分解します。アンモニア臭には、酸性のミョウバンの足湯を。水に薄めて使って。

教えてまりこ先生!

夏の疲れをとる 秋の入浴法

季節の変わり目である秋は、
お風呂で自律神経を
調整することが最も大事。

秋バテに効く 自律神経ケア入浴法

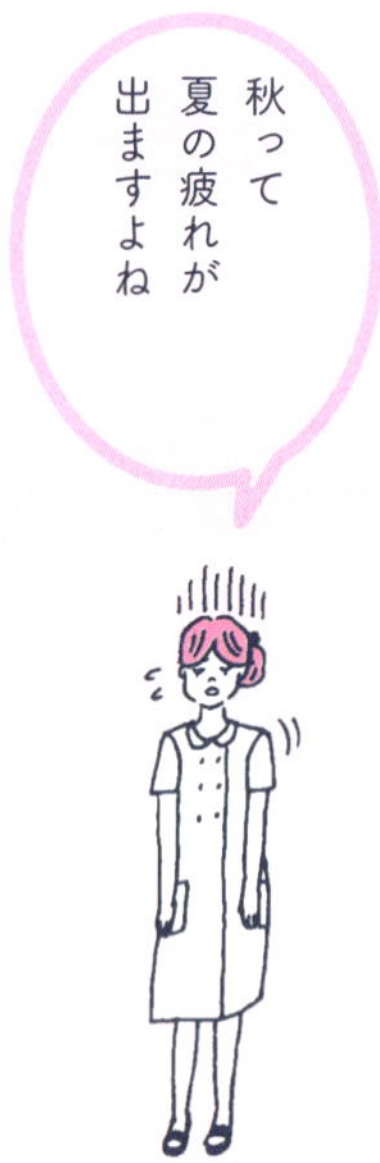
秋って夏の疲れが出ますよね

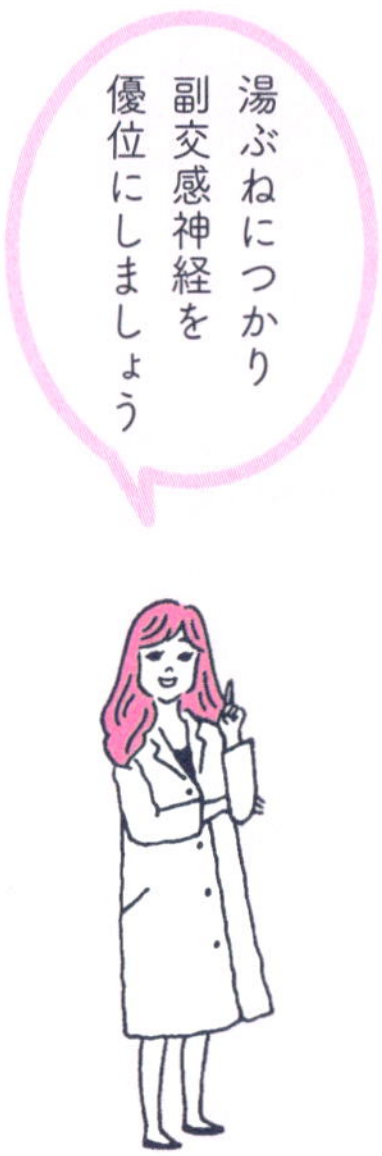
湯ぶねにつかり副交感神経を優位にしましょう

夏の終わりや秋の初めは、胃腸の不調や睡眠不足で体調をくずしがち。夏バテならぬ秋バテです。セブンイレブン・ジャパンの調査によると、秋ごろ体調をくずした経験がある人は71%。そして秋バテに効果的だったケアは「ゆっくり入浴してあたたまる」でした。そのとおり!

秋は自律神経が乱れやすい

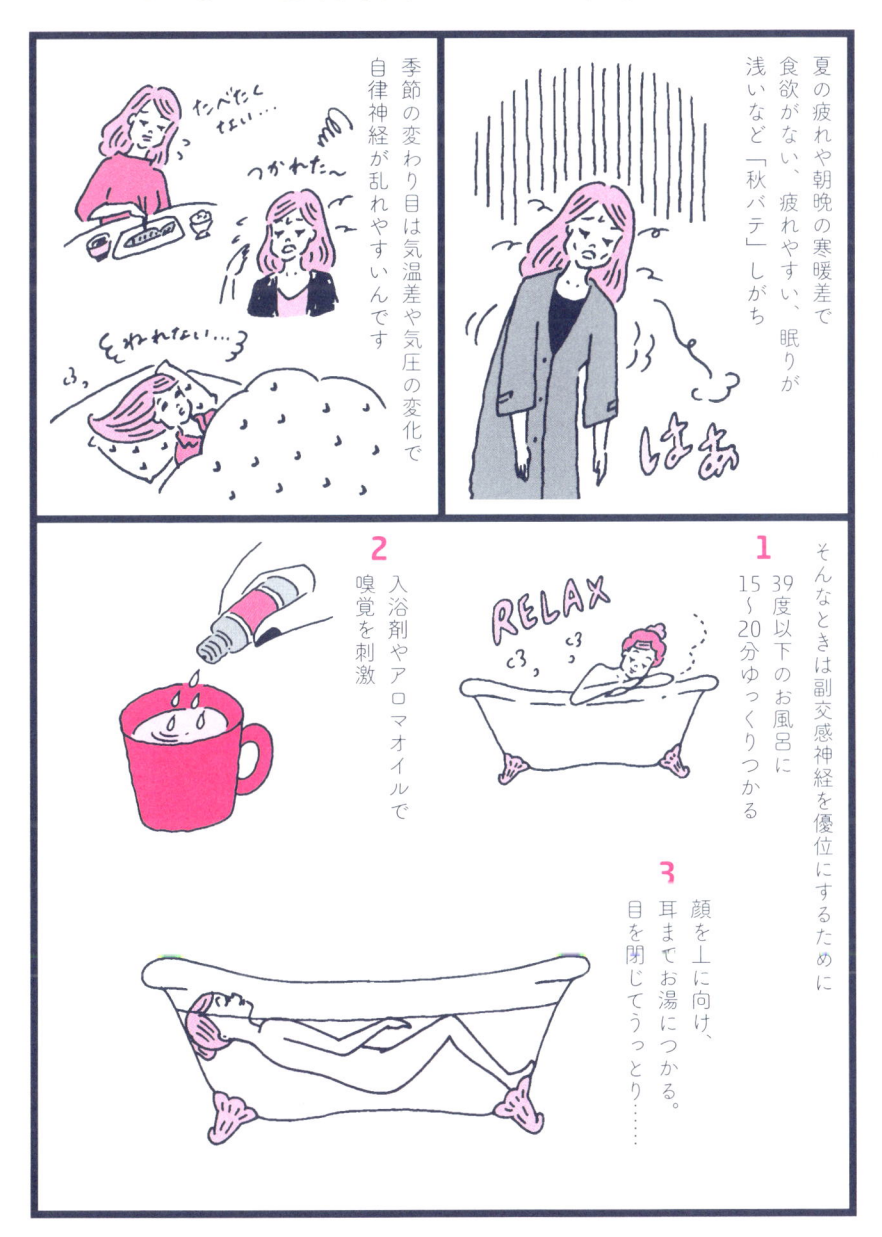

夏の疲れや朝晩の寒暖差で食欲がない、疲れやすい、眠りが浅いなど「秋バテ」しがち

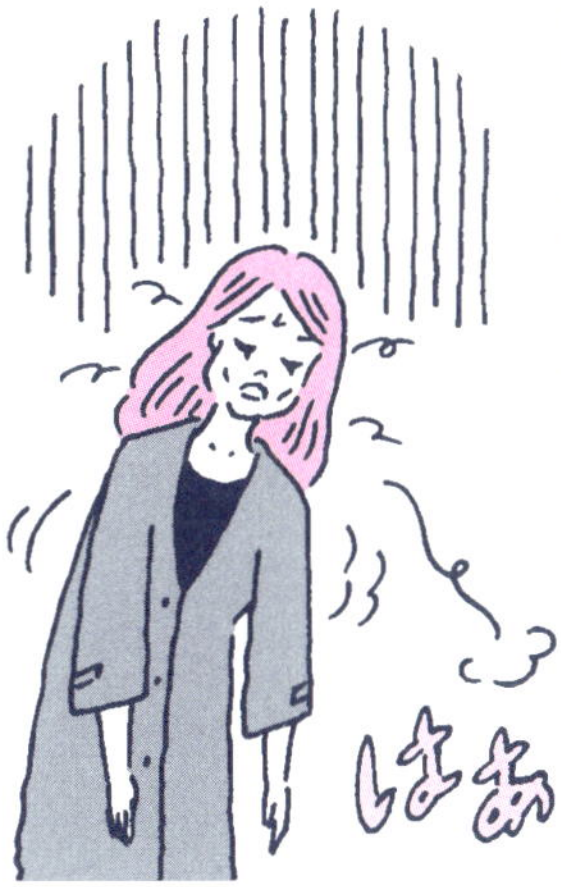

季節の変わり目は気温差や気圧の変化で自律神経が乱れやすいんです

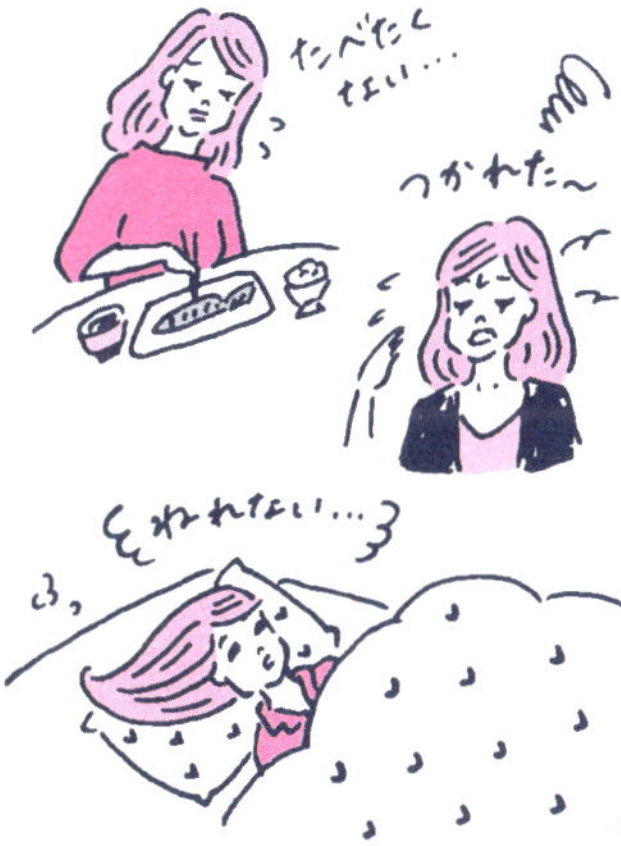

そんなときは副交感神経を優位にするために

1 39度以下のお風呂に15〜20分ゆっくりつかる

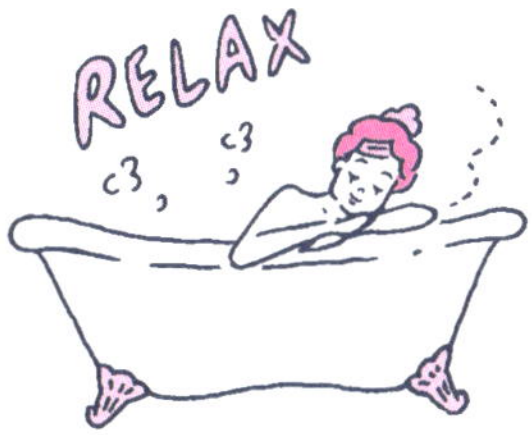

2 入浴剤やアロマオイルで嗅覚を刺激

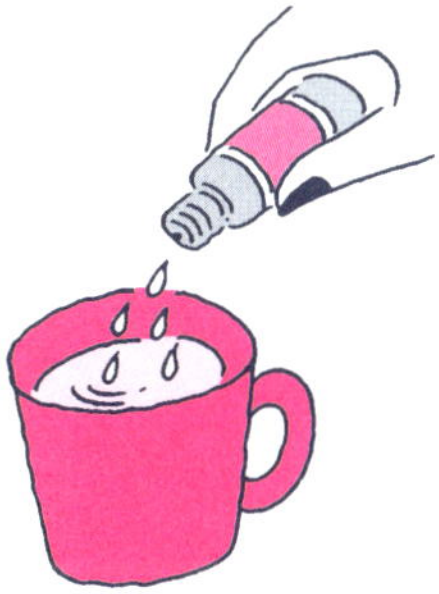

3 顔を上に向け、耳までお湯につかる。目を閉じてうっとり……

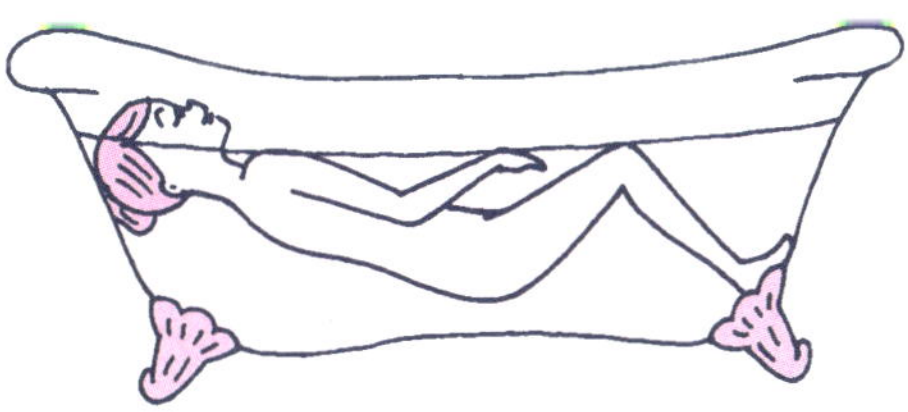

シャワーの意外な使い方で血流を促す

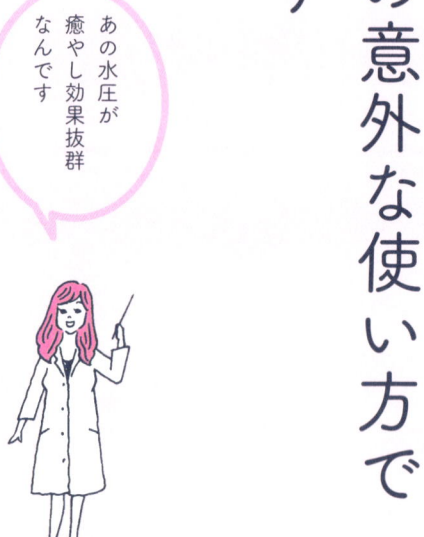

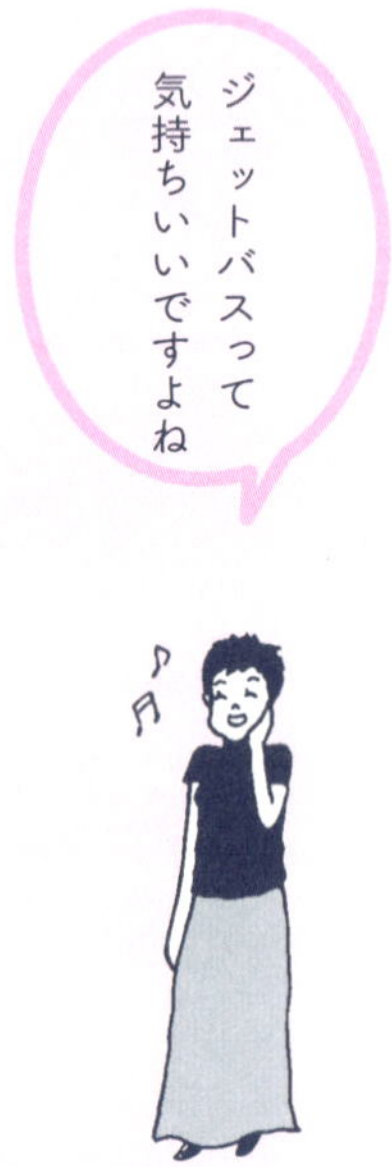
ジェットバスって気持ちいいですよね

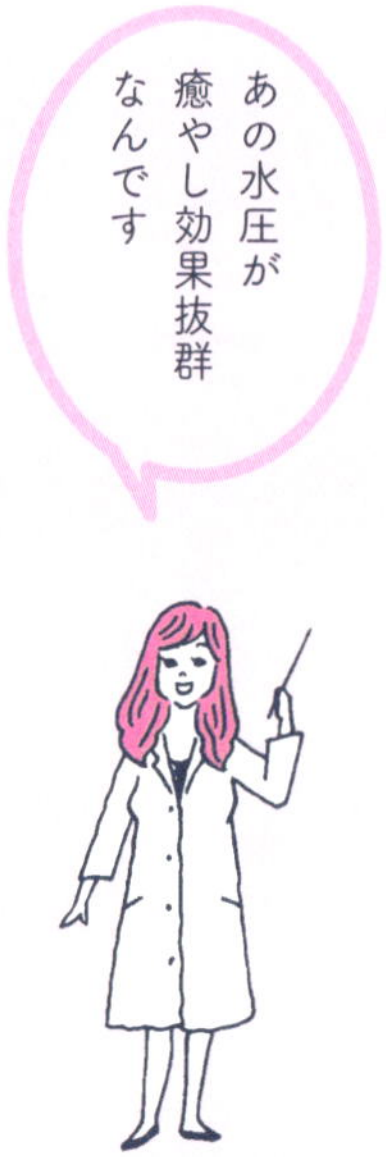
あの水圧が癒やし効果抜群なんです

自律神経が乱れやすい季節の変わり目に効くのが、シャワーによるマッサージ。ジェットバスのような強い水圧のシャワーで体に刺激を加えると、血流がよくなり、疲労物質は流されて癒やし効果が高まります。マッサージやストレッチもすれば、さらに血流はアップします。

シャワーを上手に使おう

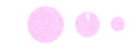

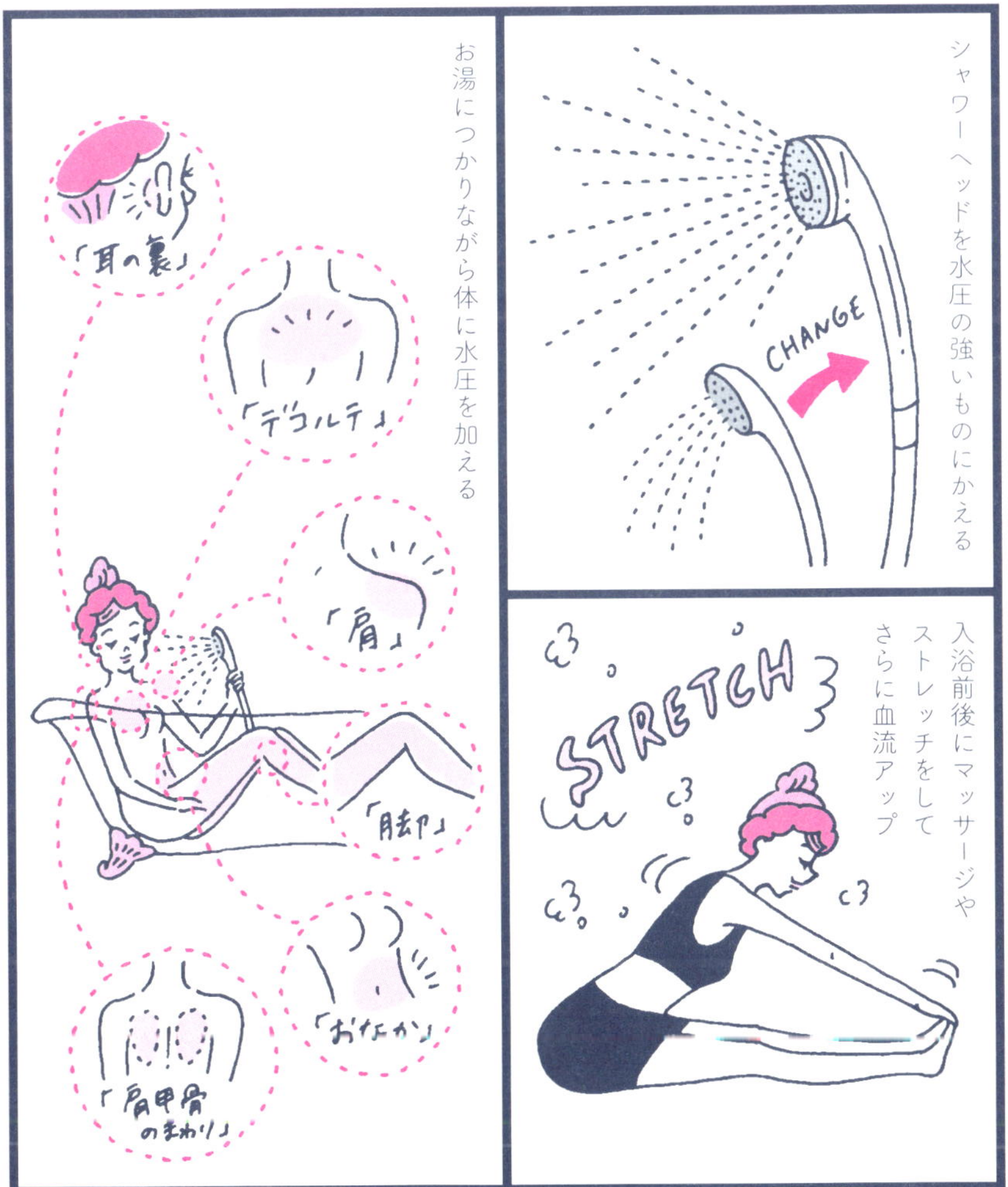

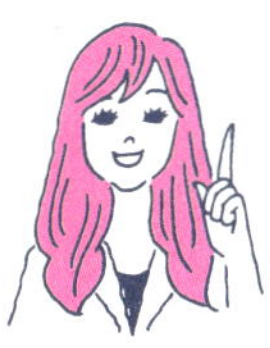

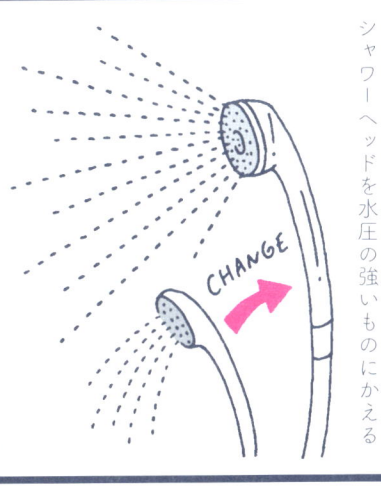

「肩甲骨のまわり」
シャワーヘッドを水圧の強いものにかえる

自律神経が乱れていると血液やリンパの流れが悪くなります。手足が冷たかったり、ふくらはぎがむくんでいる人は、シャワーをうまく活用して。

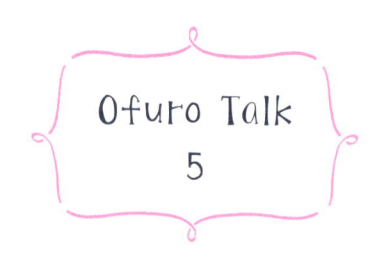

Ofuro Talk 5

まりこ先生おすすめ温泉 Best3 西日本編

3 南紀勝浦温泉（和歌山県）

200本以上の泉源を持ち、ホテル内で湯めぐりできる「ホテル浦島」は、何度行っても飽きない。硫黄、ナトリウム、カルシウム、塩化物を含有するので体をあたため、湯上がりはポカポカ。

2 由布院温泉（大分県）

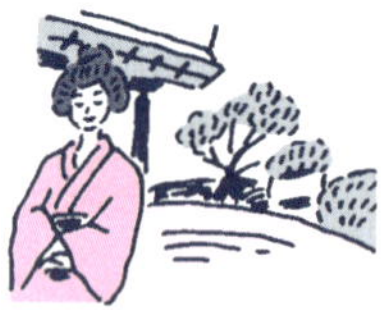

無色透明の単純泉で、刺激が少ないため入りやすい。要チェックなのは、旅館「束の間」の青色の温泉。100％源泉掛け流し＆地下500ｍから噴き上げる自噴泉がぜいたく！

1 有馬温泉（兵庫県）

含鉄泉の「金の湯」は、鉄分を含むため茶褐色だが、源泉は無色。源泉掛け流しの温泉のある旅館が多く、おすすめは御所泉源と妬泉源の2カ所から引いている「御所坊」。

Part 6

あなたのお風呂の悩み、解決！

Case 1

一人暮らしだから お湯をためるのが面倒！

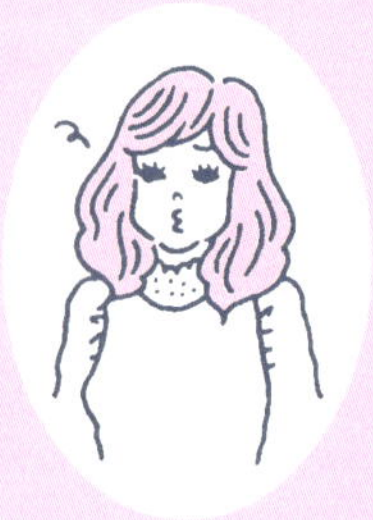

ユニ子さん（25歳・事務職／一人暮らし）

Before

追いだき機能がないから お湯がすぐに冷めます

わが家は追いだき機能なしのユニットバス。お湯をためてもすぐに冷めるし、自分のためにためるのは面倒だから、ほとんど毎日シャワーです。

体があたたまらないせいか服を着るときにはすでに寒く、ベッドに入っても手足は冷え冷え。生理不順なのも悩み。彼氏と結婚したいけれど、予定は未定です……。

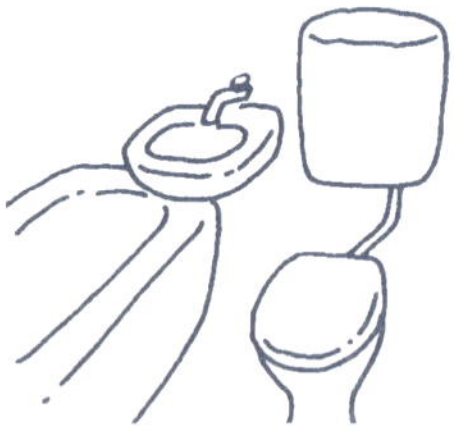

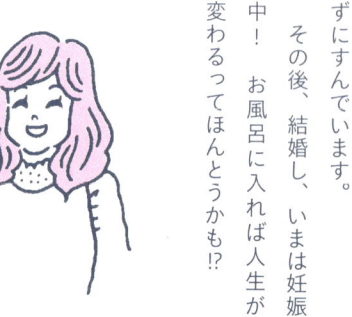

After

湯ぶねにつかったら 生理不順が解消！

シャワーで熱湯を注ぎながら40度のお湯に15分つかるようにしたら、しっかり汗をかけるようになり、お風呂上がりも体はポカポカに。生理不順も解消しました。湯ぶねで洗髪することで、時間もシャワー浴と変わらずにすんでいます。

その後、結婚し、いまは妊娠中！　お風呂に入れば人生が変わるってほんとうかも!?

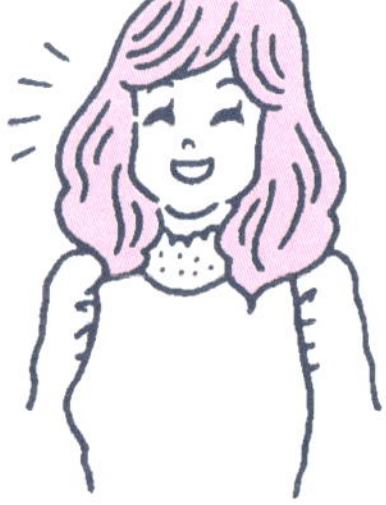

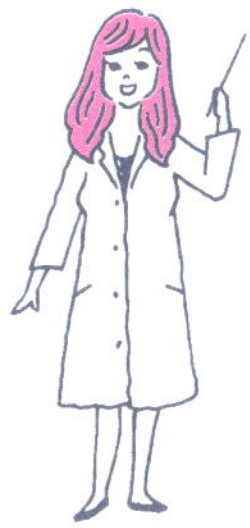

ユニットバスなら湯ぶねで洗髪がおすすめ

追いだき機能がない場合は、とにかくお湯の温度を下げないように注意を払います。

湯ぶねに入り、冷めたかなと思ったら途中、シャワーで熱湯を注ぎ40度をキープ。水温計を用意して確認しましょう。そして、そのまま湯ぶねの中で洗髪し、栓を抜きながら全身をシャワーですすぎます。一人暮らしなら効率的な方法です。

湯ぶねと脱衣所を行ったり来たりする温冷浴も、すばやく体があたたまっておすすめ。

これで解決！ お風呂テク

1 湯ぶねで洗髪しながらお湯につかる

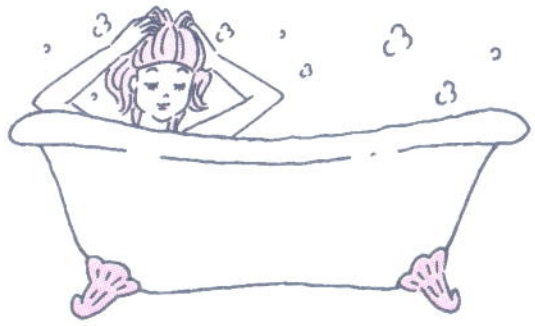

一人暮らしなら、湯ぶねの中で髪を洗っても問題なし。洗髪時間が短縮でき、あたたまり度もキープできます。上がるときに髪とともにバスタブも洗い流しましょう。

77ページ

2 水温計で常に温度チェック

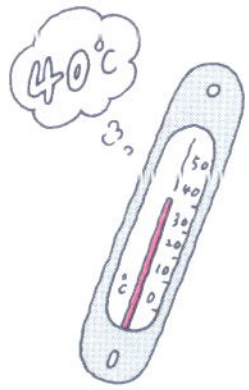

お湯はあっという間にぬるくなります。40度をキープできるように水温計で、そのつどチェック。水温計は目盛りが1度ずつになっているものがおすすめです。

27ページ

3 湯ぶねと脱衣所を行ったり来たり

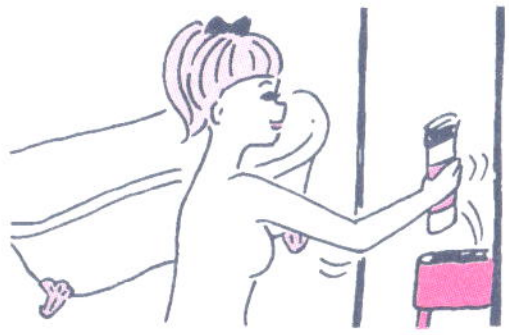

湯ぶねにしばらくつかり、脱衣所に化粧水をとりに行き、と気温差のある場所を行き来することで、温冷浴効果が得られ、手っ取り早く体があたたまります。

77ページ

4 途中で熱湯をシャワーで注ぐ

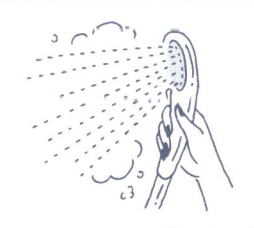

湯温が下がったら、湯ぶねに熱湯シャワーを注ぎ、40度に上げましょう。追いだき機能がわりになります。洗い場に熱湯シャワーをかけると浴室全体の温度もアップ。

Case 2

忙しすぎて湯ぶねにつかる時間がない

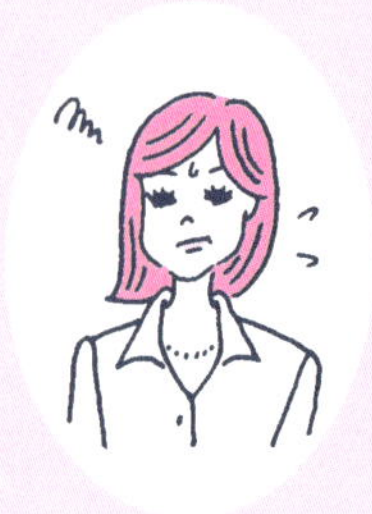

いそ子さん（32歳・営業職／一人暮らし）

Before
お風呂に入らず失神するように眠る日も

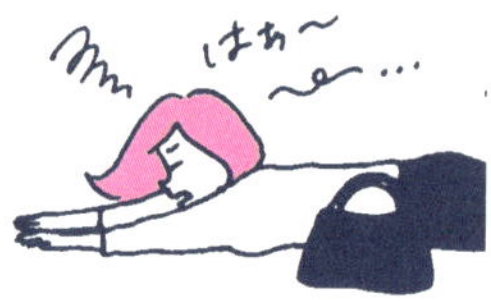

毎日残業で帰宅は深夜。お風呂に入る気力もなくて、翌朝にシャワーを浴びています。

手足が冷たくて眠れない日が多い一方、疲れ切ってバタンと失神するように眠る日も。そのせいか途中で目が覚めたり、寝起きが悪かったりと、いつも睡眠不足。結果重視の職場環境に気が休まるときがなく、吹き出物や口内炎が治りません。

After
お風呂に入る時間を決めたら生活が一変

まず上司に交渉し、残業で体に影響が出ている旨を伝えて、仕事量を調整してもらいました。なるべく早く家に帰り、毎日同じ時間にお風呂に入るようにしたら、22時半には寝られるように。心地よさをしみじみと実感しています。

心も安定し、イライラや憂うつ感も解消しました。いまは吹き出物や口内炎とも無縁です。

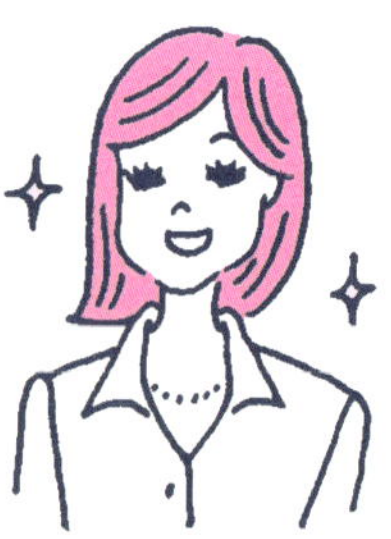

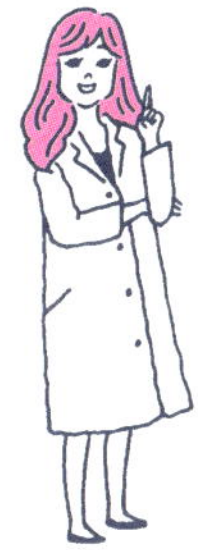

湯ぶねに入らないとリラックスできません

疲れ切って帰ってバタンキュー。私もそうでしたが、これだと疲れはたまる一方。いつかほんとうに倒れてしまいます。まずは上司に交渉して残業を減らす努力をし、どんなに忙しくても、入浴時間は守りましょう。そして必ず40度の湯ぶねに15分つかること。

ときには入浴剤を入れて、体の芯からリラックスすることも忘れずに。いつも追われているような気分から、一時でも抜け出せるはずです。

これで解決！ お風呂テク

1 上司に交渉し、残業を減らす

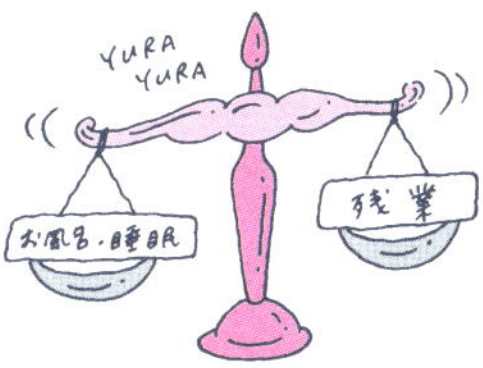

交渉するときは「こうなったら最高にうれしい」というマックスの要望を最初に伝えます。たとえば譲歩できる退出時間が19時の場合、まず「18時に帰りたい」と伝えて。

71ページ

2 入浴時刻を一定にする

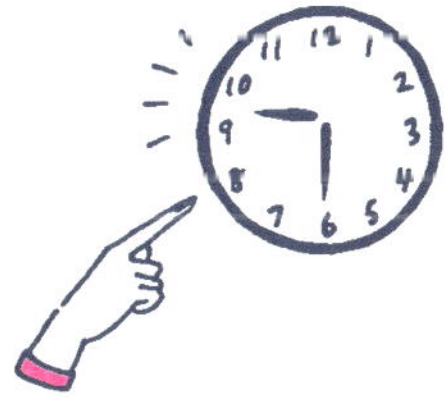

就寝時間で管理すると、入浴時間を省きがち。あらかじめ入浴時刻を頭に入れておき、どんなに忙しくても、その時間に帰ってお風呂に入れば、自然に就寝時間も決まります。

73ページ

3 必ず湯ぶねにつかる！

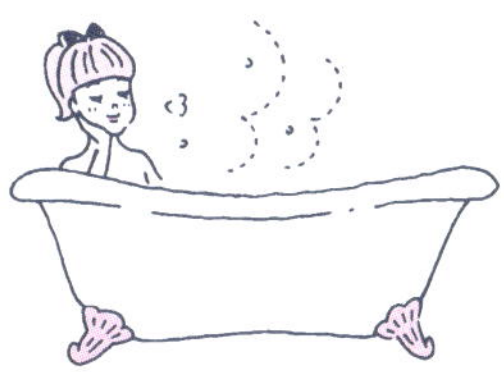

夜は体の疲れをとり、よく眠るためだけに湯ぶねにつかりましょう。髪は翌朝に洗えばOK。忙しい人には、お風呂を2回に分ける「分浴」をおすすめしています。

71ページ

4 入浴剤を使ってお風呂タイムを楽しむ

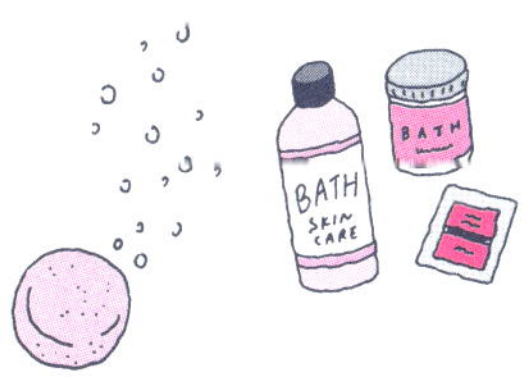

疲れたときに好きな香りの入浴剤を使うと、体とともに気持ちもほっこり。炭酸ガス系やスキンケア系……、いろいろな種類を試すと、お風呂の楽しみがさらに広がります。

61ページ

Case 3

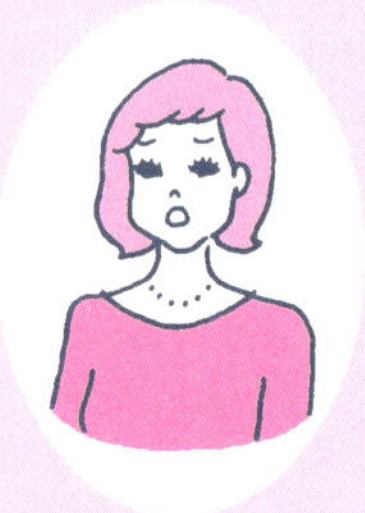

小さな子どもがいるから ゆっくり入れない

ママ美さん（33歳・時短勤務／家族3人）

Before

育児や家事に追われてイライラマックス！

会社帰りに2歳の子どもを保育園に迎えに行ってからが戦争。子どもとお風呂に入り、ごはんを食べさせて寝かしつけ、それから夫が帰って食事を出して片づけて……と無限ループにイライラして家族に当たることもしょっちゅうです。

いつも焦っているし、手足も冷えて寝つきも悪い。どうしたら、ここから抜け出せる!?

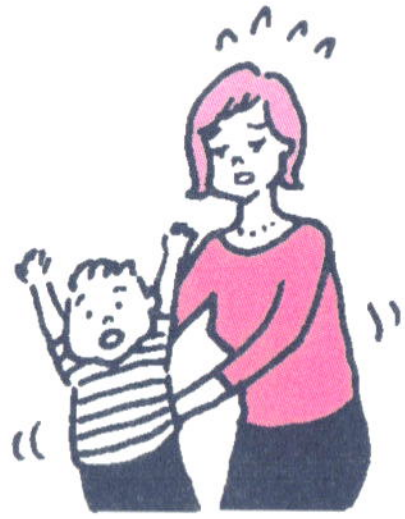

After

モニターをセットして一人で湯ぶねにゆったり

寝る前に子どもとは別に自分だけで湯ぶねにつかるようにしたら、体があたたまり、すっと寝つけるようになりました。

入浴中、気になる子どもの様子は、モニターをセットすることで解消。お風呂の中では音楽を聴いたり読書をしたりして自分時間を満喫します。自分の体をケアできることで、子どもや夫にもやさしくなれた気が。

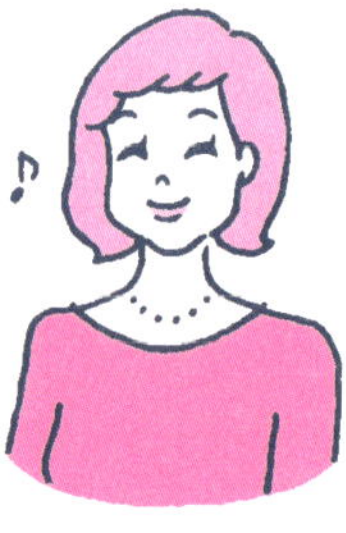

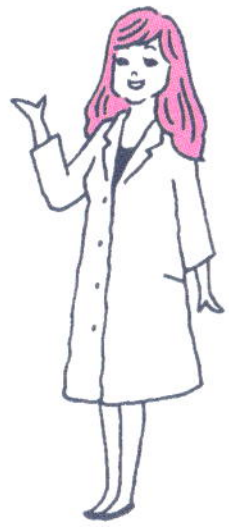

「分浴」で自分一人の時間を持ちましょう

子育て中のママは、つい子どもを優先し、自分のことはあと回しにしがち。でも自分の疲れを回復させなければ、子どもに愛情を注ぐこともできません。

その最もよい方法が、お風呂を2回に分ける「分浴」。夕方、子どもといっしょにお風呂に入っても、寝る前にもう一度、自分だけで湯ぶねにつかりましょう。体があたたまるのはもちろん、自分一人の時間を持つことができて心に余裕が生まれますよ。

これで解決！ お風呂テク

1 子どもと入浴のときはスキンケアまですませる

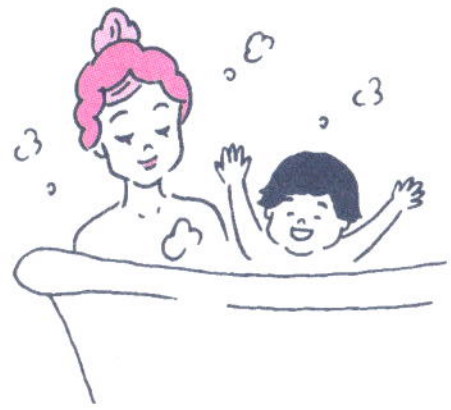

早い時間に子どもといっしょにお風呂に入ったら、子どもを洗うついでに自分の体や髪も洗い、スキンケアまですませて。湯ぶねにゆっくりつかるのは、あとでOK。

79ページ

2 就寝前には一人で湯ぶねにつかる

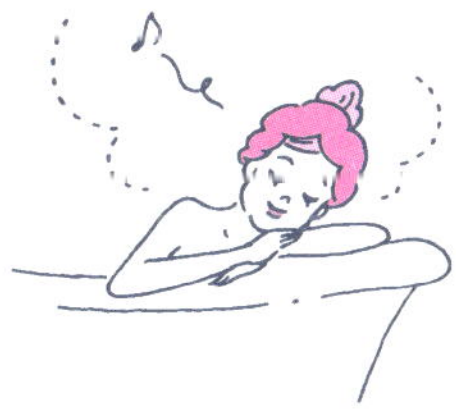

自分が寝る前に、一人で湯ぶねにつかる「分浴」を実践しましょう。自分一人だけの時間を持てれば、心からリラックスできて、イライラも解消するはず。

79ページ

3 一人のときは音楽やアロマで五感を刺激

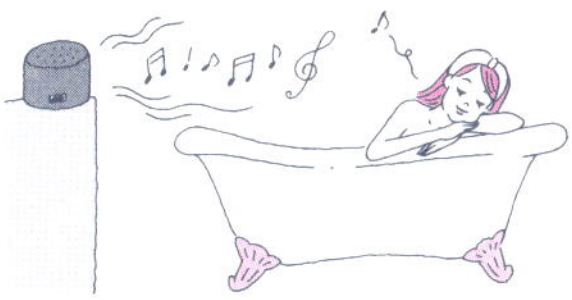

より一人時間を堪能するなら、五感を刺激する音楽や香りを利用しましょう。音楽は「トロイメライ」やヒーリング、香りはラベンダーがおすすめです。

57ページ

4 お風呂から上がったら、すぐにソックスをはく

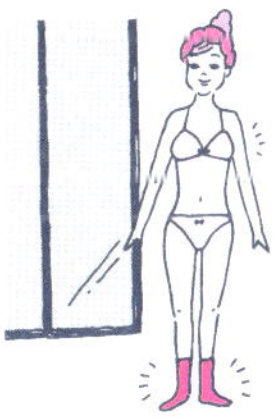

脂肪の少ない足くびは特に冷えやすい部分。お風呂から上がったら、下着をつける前にソックスをはいて、保温しましょう。ベッドに入ったら脱ぎましょう。

37ページ

Case 4

深夜帰宅だから お風呂はムリ

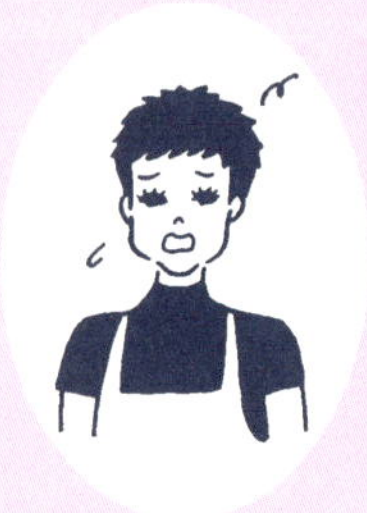

夜子さん（44歳・飲食店経営／二人暮らし）

Before

2時までの深夜勤務に体はヘトヘト

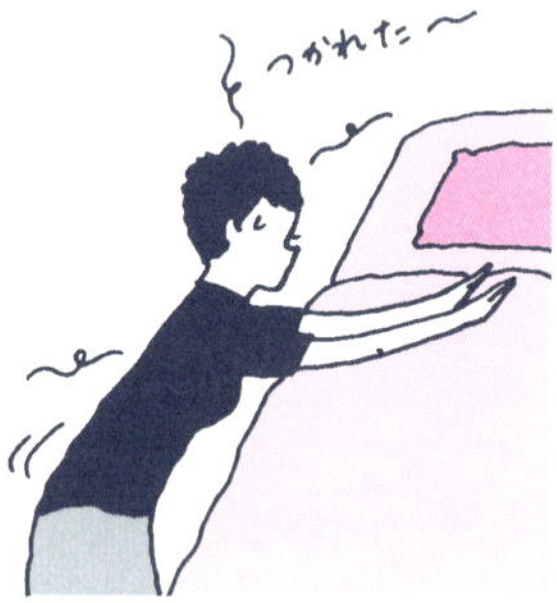

念願のバーをオープンしたものの、2時までの深夜勤務はさすがに体にこたえます。帰ったらお風呂に入らず、ベッドに直行。でも寝つきは悪く、ようやく寝ついても朝、パートナーのテレビの音で起こされます。

いまのところ大きな問題はないけれど、この先どうなるか心配。肌つやの悪さや手足の冷えも気になります。

After

湯ぶねにつかったら自然に目覚めるまでぐっすり

帰ってからすぐに湯ぶねに入るようにしたら、体があたたまり、寝つきがよくなりました。

パートナーにもテレビはイヤホンをつけて見てもらうようにお願いしたところ、自然に目覚めるまでぐっすり。

中途覚醒がなくなり、肌つやがよくなりました。深夜勤務だからこそ、生活リズムをととのえることが大事と実感。

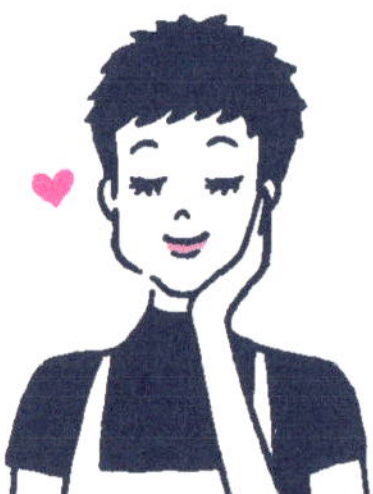

寝る前は湯ぶねにつかり洗髪は翌日に回して

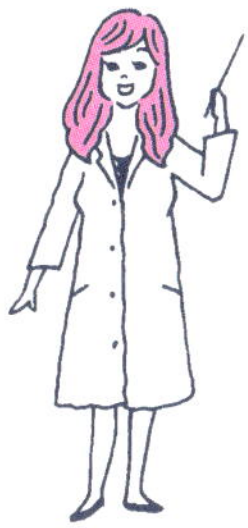

帰りの遅い深夜労働の人は、シャワーですませる傾向がありますが、必ず湯ぶねにつかってから寝ましょう。洗髪は、翌朝か出勤前に回してかまいません。

ポイントは、帰宅後すぐに浴室に直行し、お湯をためること。いったんソファに座ると、お風呂に入るのがおっくうになります。眠りを誘うホルモン・メラトニン分泌のためにも、帰ってから室内の電気を、一切つけないのもコツ。

これで解決！ お風呂テク

1 帰宅後すぐに浴室に直行、お湯をためる

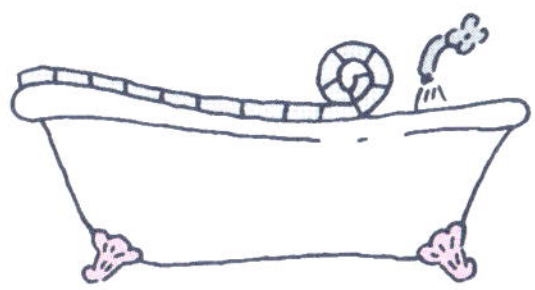

いったんソファに座ると、立ち上がるのが面倒に。帰ったらそのまま浴室に行き、浴室暖房をスイッチオン。おふろに栓をして、お湯をため始めましょう。

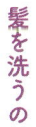

2 ひざぐらいまでお湯がたまったら湯ぶねにつかる

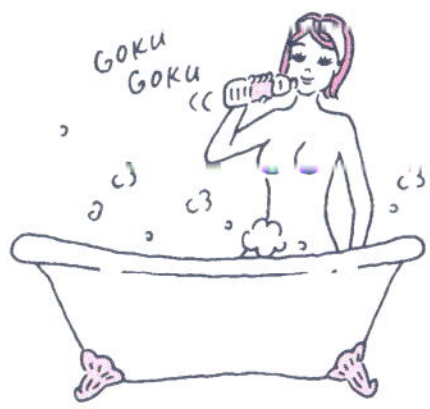

お湯がひざまでたまったら、湯ぶねにつかり始めてOK。湯温が下がらないように、水温計で40度かどうか確認しましょう。温度が下がったら追いだきを。

3 浴室・寝室の電気はつけず間接照明のみ

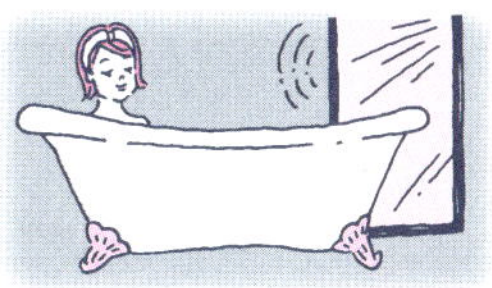

帰宅したら、室内も浴室も電気をつけないこと。明るい照明は、睡眠ホルモンであるメラトニン分泌を妨げます。間接照明だけで、お風呂に入りましょう。

55ページ

4 髪を洗うのは翌朝に

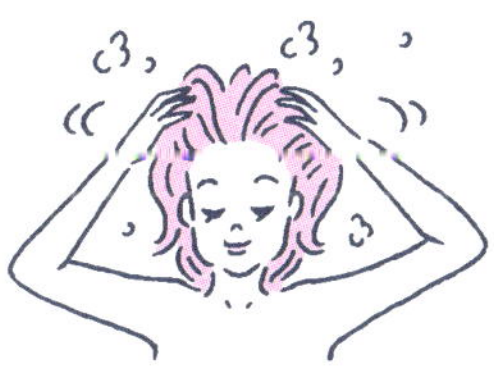

洗髪は時間がかかるので、翌朝か出勤前に回して。夜は湯ぶねにつかるだけの分浴がおすすめです。髪が短いなら、湯ぶねで洗髪をすませてもよいでしょう。

71ページ

Case 5

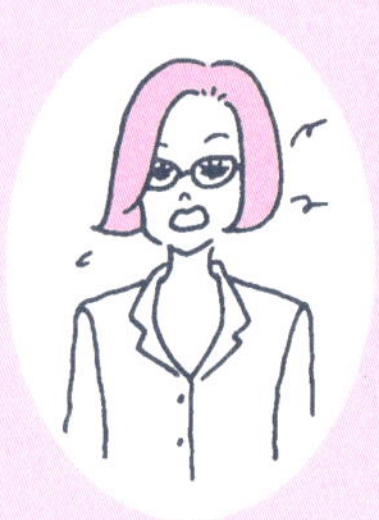

せっかちな性格で お風呂に長く入れない

セカ子さん（37歳・派遣社員／二人暮らし）

Before

疲れがとれないのは カラスの行水だから!?

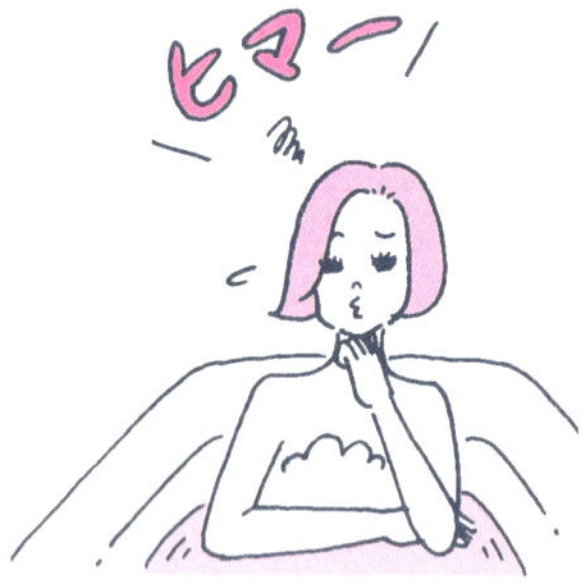

趣味や習い事で充実している毎日。お風呂時間は、しっかり確保できるけれど、もともとせっかちな性格だから、湯ぶねにゆっくりとつかっていられません。いつも熱いお湯にジャブンと入るカラスの行水。夫をせかして、嫌がられることもしばしばです。

そのせいか、体も冷えていて、寝つきも悪くて眠りも浅い……。

After

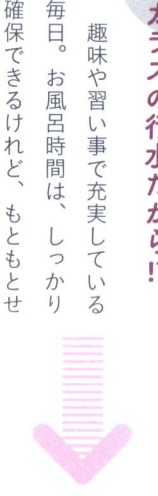

自分の好きなことなら 15分はあっという間

水温計と時計を用意し、40度のお湯につかりながら、好きな韓国人アーティストの記事を眺めたり、アロマオイルを使ったりしたら、湯ぶねで過ごす15分があっという間。

お風呂上がりの体はあったか、寝床でもあたたかいので、すっと眠れて朝までぐっすり。おだやかになった私の変化にいちばん驚いているのは夫です。

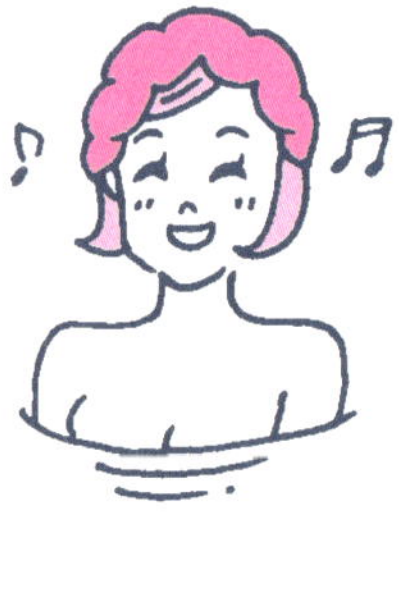

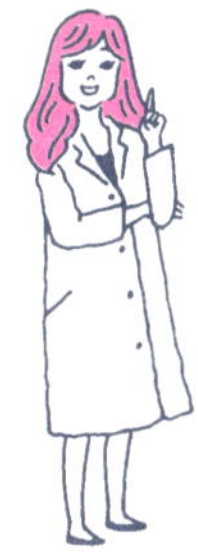

まずは湯温の設定を見直しましょう

「お風呂に長くつかっていられない」という人は、そもそも湯温が42～43度と高い温度設定になっている可能性が。熱くてすぐに上がるので、脱衣所で寒くなるのです。まずは水温計で40度に設定し、15分しっかりつかりましょう。読書やカラオケなど、お風呂の楽しみを見つけると退屈しません。

軽く湯ぶねにつかる→洗髪→本番入浴という順番で入ると、体が驚くほど変わりますよ。

これで解決！ お風呂テク

1 水温計で温度管理し、40度で15分入る

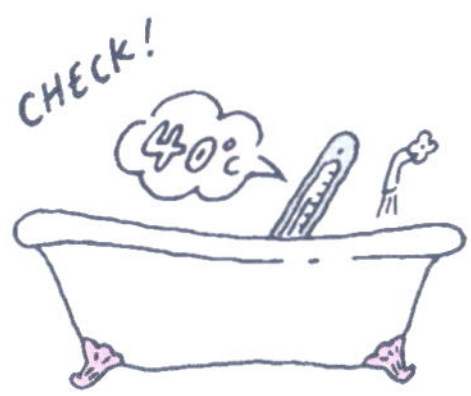

湯ぶねに長くつかっていられない人は、湯温が43度近い高温になっている可能性があります。水温計で確認しながら、40度になるように調整しましょう。

27ページ

2 換気扇をスイッチオフ

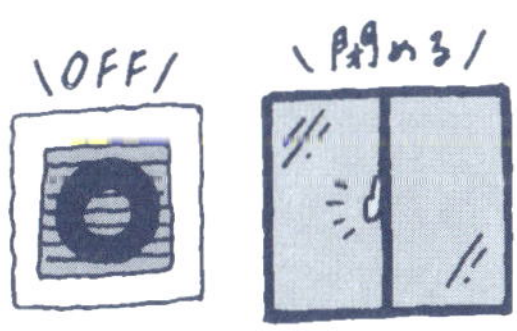

換気扇の風がぬれた体に当たると、冷えを感じます。スイッチがオフになっているかどうか確認しましょう。つけていないつもりでも、実はついていることも。

33ページ

3 お風呂の手順を変える

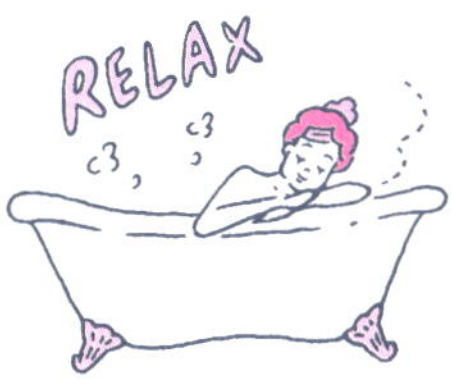

5分程度軽くつかる→洗髪→40度15分の本番入浴という手順なら、お風呂上がりも体はポカポカ。上がってすぐに寒い場合は、手順を間違えているかも。

36ページ

4 読書やアロマなどでヒマ対策

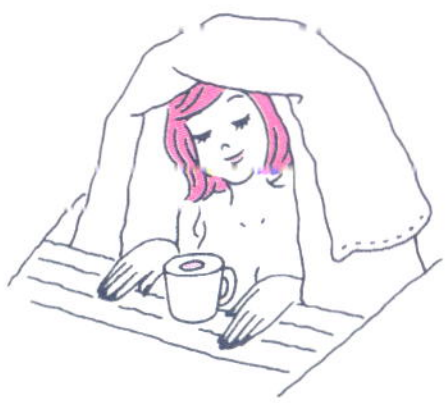

本を読んだり、音楽を聴いたり、アロマオイルを使ったり、湯ぶねの中に自分の趣味を持ち込みましょう。時間がすぐに過ぎるうえ、お風呂が楽しくなります。

Case 6

夜勤後のお風呂の入り方がわからない

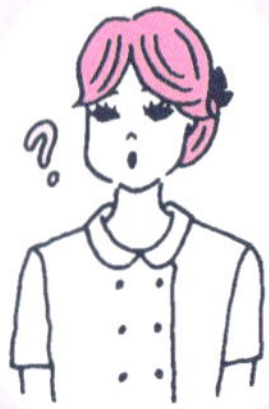

ヤキンさん（30歳・看護師／一人暮らし）

Before

ハードな仕事に疲れ切っています

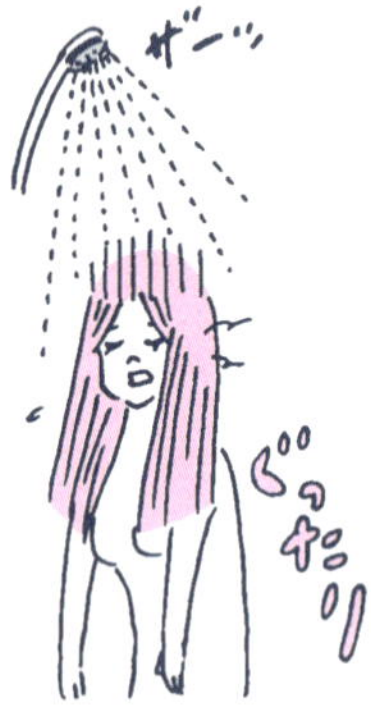

徹夜はもちろん、残業も多く、疲れ切っています。夜勤後は、空腹とストレスからがっつり食べて、シャワーを浴びて、とりあえずベッドに入るけれど、寝つきは悪くて、すっきり起きられません。夜の眠りも浅くて、いつも気分がすぐれない状態。

仕事を辞めたいけれど、彼氏がなかなかプロポーズしてくれなくて……。

After

体内時計を意識したらプロポーズされた！

食事の時間を一定にする、湯ぶねにつかる、14時までに起きるなど、体内時計に沿う生活を心がけたら、夜勤後の仮眠も夜もぐっすり眠れるように。

上司に交渉して残業を減らしたことも大きかった！　働きやすくなり、気持ちもおだやかになりました。負の感情がなくなったとたん、彼からプロポーズされたのにはびっくり！

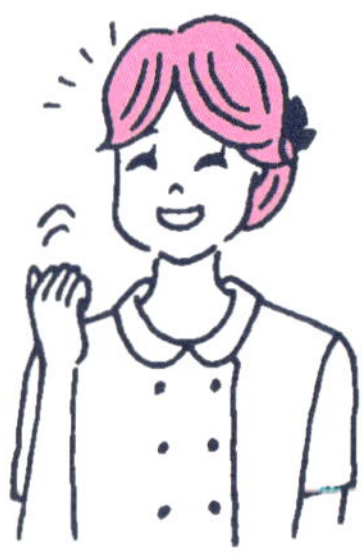

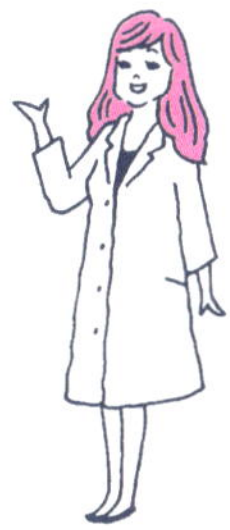

湯ぶねにつかる&分浴を習慣にしましょう

たとえ夜勤であっても、日本に住む限り、体内時計はみんな同じ。食事時刻や入浴時刻を変えないことが大事です。

お風呂は分浴が基本。帰宅後すぐにお湯をためながら軽食をとり、洗髪しつつ湯ぶねにつかったら、すぐにベッドに。遅くても14時までには起き、夕方は体を動かし、夜も同じ時間に湯ぶねにつかって寝ます。ハードな生活も「いつもどおり」を心がければすこやかに過ごせます。

これで解決！ お風呂テク

1 夜勤後は帰宅したらお湯をため始め、軽食をとる

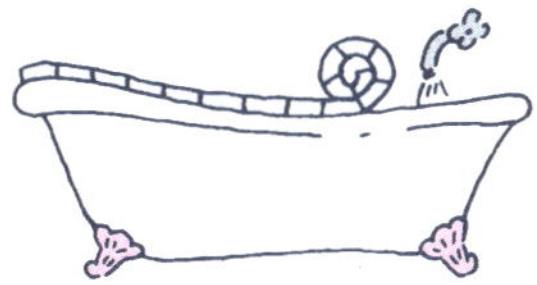

仮眠前には食事をとって、必ず湯ぶねにつかりましょう。食事時間は一定にすることが大切です。バナナやチーズをかじりながら、お湯をため始めましょう。

2 湯ぶねにつかりながら洗髪

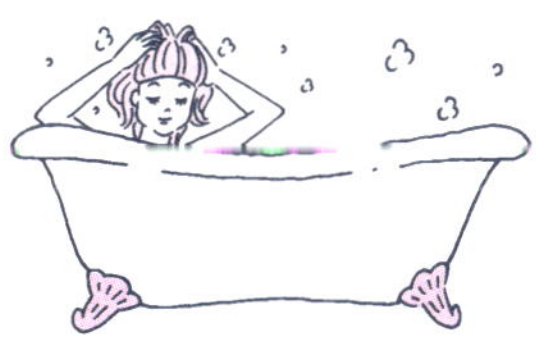

夜勤明けはとにかく早く寝たいので、湯ぶねで髪を洗う時短ワザを駆使。そのまま歯も磨きましょう。ただし湯ぶねの温度が下がらないように注意。水温計で確認しましょう。

77ページ

3 髪を乾かしたらすぐ寝て、目覚ましは3時間後

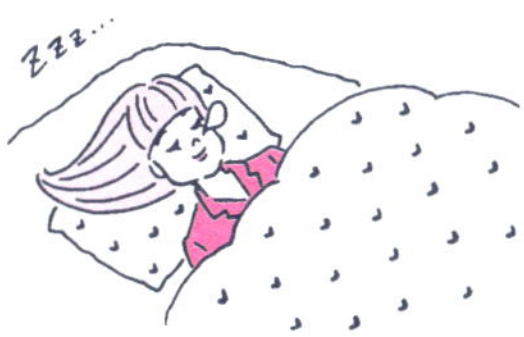

遅くても14時までには起きたいので、入浴後は急いで髪を乾かして、11時には布団に入りましょう。念のために、3時間後に目覚ましをかけてベッドへ。

4 夜の同じ時刻に湯ぶねだけつかり、いつもどおり寝る

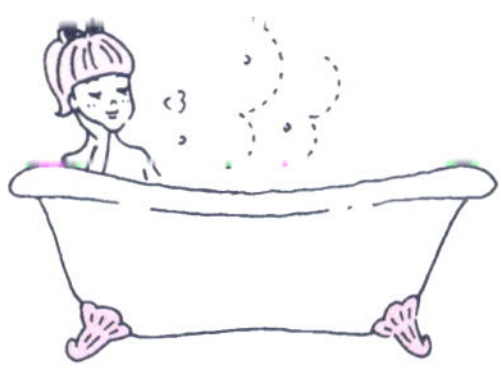

夕方は外出して、体を動かして体温を上げましょう。夜はいつもどおり、40度15分の湯ぶねにつかってから就寝しましょう。体がととのいます。

Case 7

夜はやりたいこといろいろ。お風呂の時間がもったいない

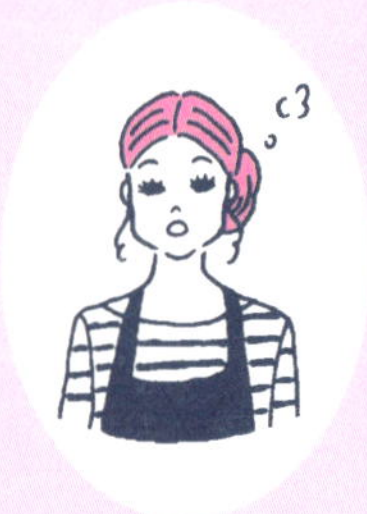

ゆめ子さん（29歳・カフェ勤務／一人暮らし）

Before

毎日充実しているけれどいつも心に余裕がない

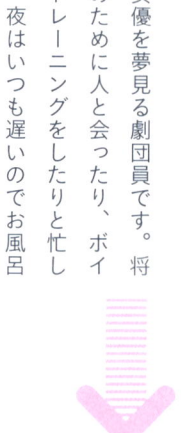

女優を夢見る劇団員です。将来のために人と会ったり、ボイストレーニングをしたりと忙しく、夜はいつも遅いのでお風呂は翌朝に入る習慣です。

帰ってからもテレビやスマホを見ているうちに「もうこんな時間」とあわてて寝るので、睡眠時間は短く寝起きは悪すぎ。毎日充実しているけれど、どこか余裕のなさを感じます。

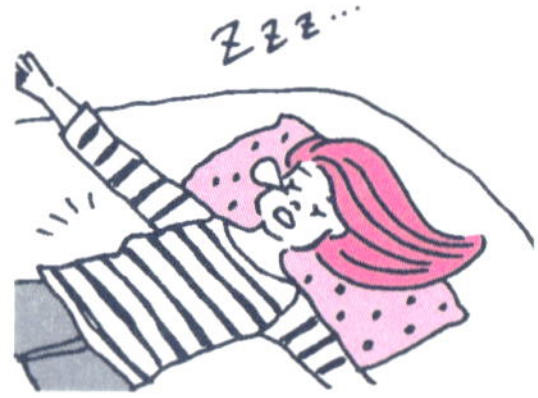

After

時間を意識したらもっと自由になった

これまでは時間を意識せず、ただ目の前の楽しいことに流れていましたが、入浴時刻を意識して湯ぶねに入るようにしたら、自分一人でゆっくりできる時間がふえて余裕が持てるようになりました。手足があたたまり、夜はぐっすり、朝はスッキリ。

夜遅くなるときは、分浴すればいいと思えば、気持ちもラクになりました。

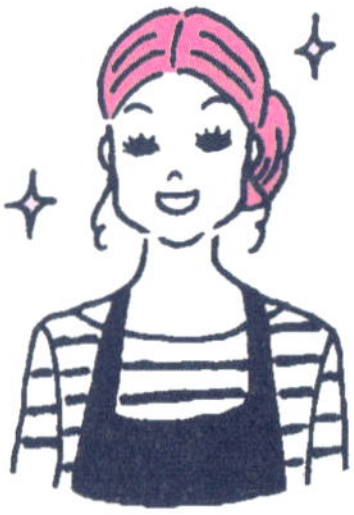

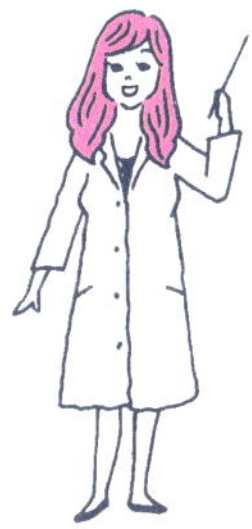

入浴時刻を決めて寝る前は必ず湯ぶねに

習い事や飲み会で帰りが遅くなる、テレビやスマホを見ているうちに深夜に……、という宵っ張りの人は、つい「きょうはお風呂に入らなくてもいいや」となりがち。

しかし、どんなに遅くなっても、寝る前は湯ぶねにつかりましょう。洗髪は朝にすればOK。夜遅く見たいテレビがあるときも分浴がおすすめです。

就寝時刻で管理すると、お風呂時間をカットしてしまうので、入浴時刻で管理しましょう。

あなたのお風呂の悩み、解決！

これで解決！ お風呂テク

1 就寝時間ではなく、入浴時間を決める

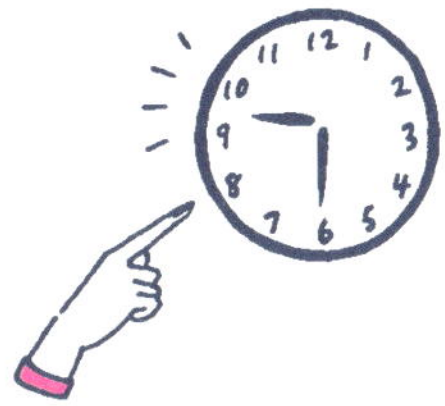

忙しくてもお風呂に入る時間を確保するには、就寝時刻でなく入浴時刻を頭に入れておくのがポイント。その時間にはなるべく帰ってお風呂に入りましょう。

2 夜遅くなっても湯ぶねにはつかる

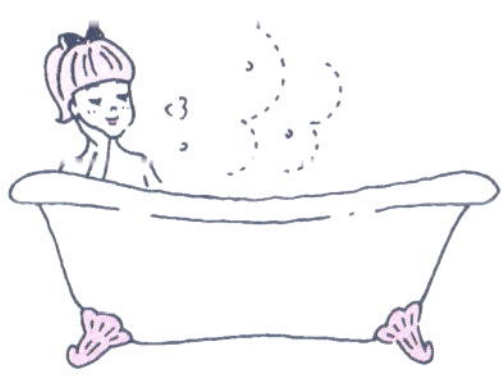

帰るのがどんなに遅くなっても、夜は必ず湯ぶねにつかって寝ましょう。回復度合いが違います。睡眠をもたらすメラトニン分泌を促すために、浴室の電気は消すこと。

71ページ

3 洗髪は朝にする

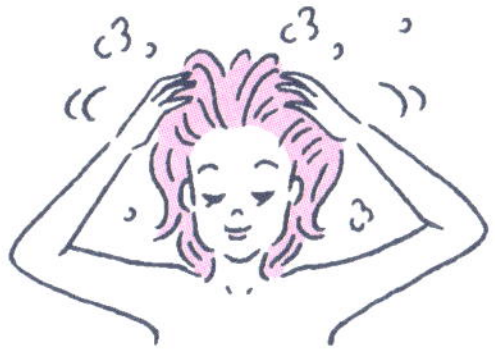

夜は湯ぶねにつかるだけで、髪を洗うのは翌朝にしてOK。夜間勤務なら、出かける前でもかまいません。とにかく就寝前に、お湯につかることが大事。

71ページ

4 テレビは録画、リアルタイムで見たいときは分浴

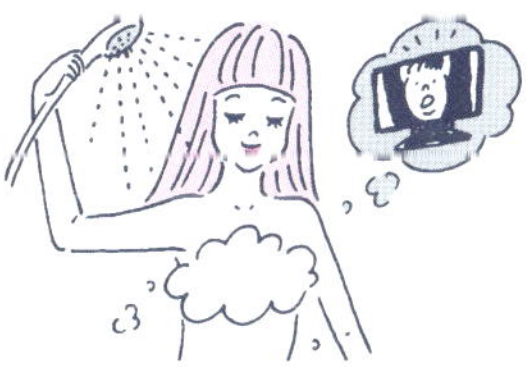

見たいテレビは録画が基本。リアルタイムで見たいときは、番組前に洗浄とスキンケアをすませ、番組後に湯ぶねに入ってうっとり、という分浴がおすすめです。

75ページ

Case 8

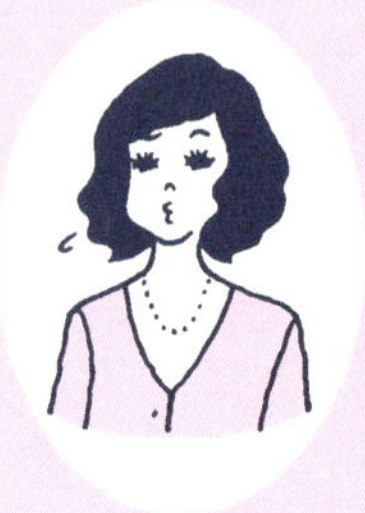

夫がお風呂に入ってくれない

ヨメ子さん（45歳・パート／家族4人）

Before

エアコンの設定温度をめぐり夫婦げんか勃発

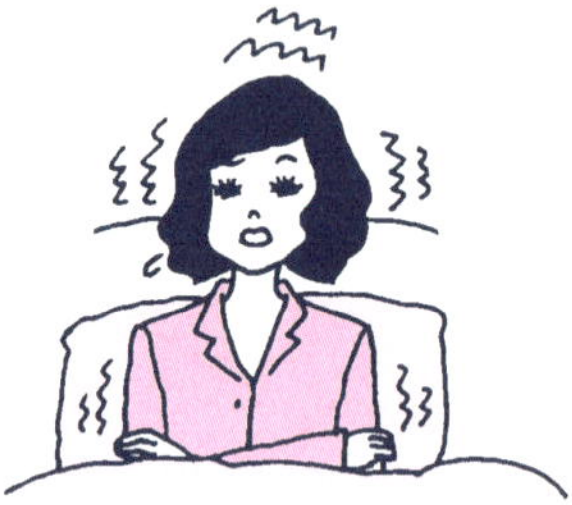

「湯ぶねに入らないと、ぐっすり眠れない」、私はよーくわかっているのですが、問題は夫。お風呂がきらいでなかなか入らず、夏は寝室の冷房をガンガンきかせます。私は寒くて、エアコンの設定温度をめぐってけんかが絶えません。どうにかお風呂に入らせたいのですが、耳を貸してくれません。

After

一度入ればその効用がわかったみたい

あの手この手で足湯からスタート。それだけでも気持ちよかったようで、さらに湯ぶねに入るように誘導したら、むしろ湯ぶねに入ったほうが、暑さがやわらぐことがわかったらしく、お風呂に入る回数がふえました。

「よく眠れた」と朝、起きてくることも。エアコンの温度を下げすぎることもなく、私も朝まで快眠です。

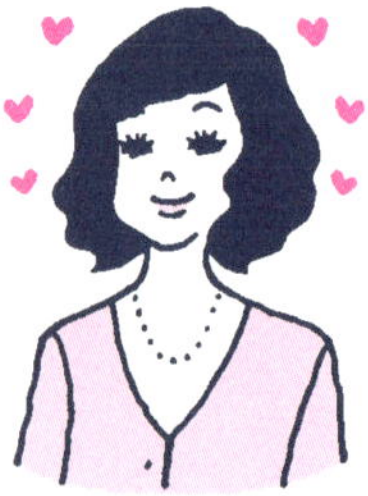

伝え方を工夫して湯ぶねにつかってもらって

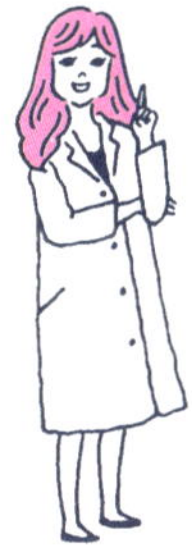

まず「お風呂に入ると暑くなる」というのが誤解。湯ぶねにつかったほうが暑さが軽減し、よく眠れることを夫に伝えましょう。とはいえ、上から言っても聞いてくれないので「歯磨きをしながら足湯して」「いい入浴剤があるから試してみて」など伝え方に工夫が必要です。

それで一度、湯ぶねに入ってくれたらしめたもの。夫の調子がよくなり、エアコン戦争も終結するでしょう。

これで解決！ お風呂テク

1 足だけでも湯ぶねにつかるよう夫に頼む

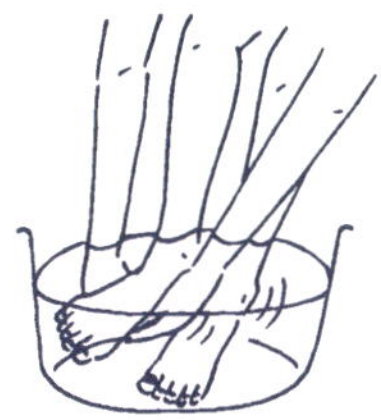

男性には上から言っても逆効果。「汚れた足でもいいから」「歯磨きしながらでもOK」と譲歩しながら、足湯からすすめてみましょう。それだけでも変わります。

2 いい入浴剤があると伝えて、入りたいと思わせる

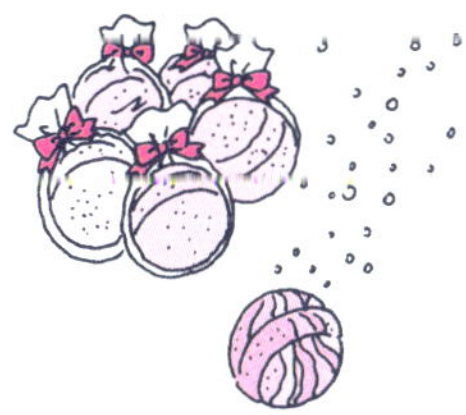

「高級な入浴剤を買ってきたよ」「新しい防水スピーカーを試してみて」と、夫が入りたくなるようなモノなどを用意して、お風呂に入るように誘いましょう。

3 深部体温と睡眠の話を図で説明し、納得させる

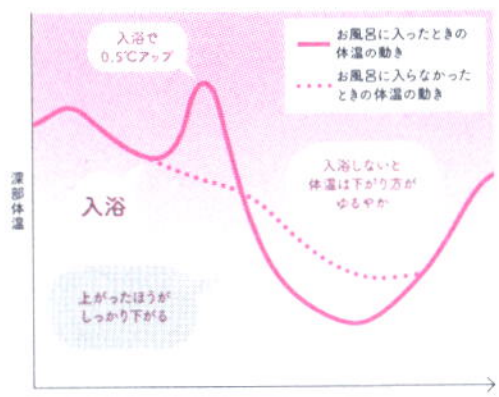

「知ってた?」と、いいことを伝えるように、お風呂で深部体温を変動させると熟睡できることを、図を見せながらロジカルに説明しましょう。

27ページ

4 におい予防になると説得する

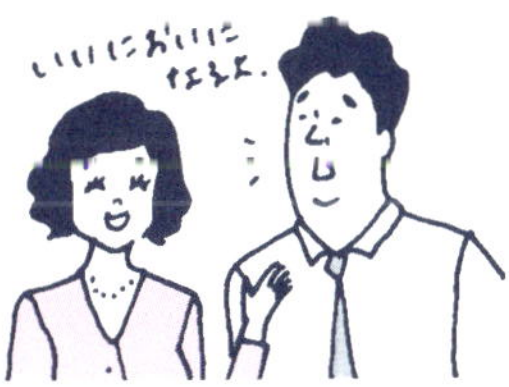

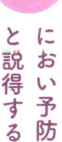

体臭を気にする男性は多いもの。「湯ぶねにつかるだけで、においがなくなるみたい」というのも説得材料になるでしょう。清涼感のある入浴剤を用意するのも手。

115ページ

実はいちばんスゴい最終章！

お風呂は最高のマインドフルネス

一人きりになれるお風呂は毎晩、心をリセットできる場所

あのときこうすればよかった、この先どうなるんだろう……私たちはいつも過去や未来のことをせわしくなく考えています。

でもたいせつなのは、過去でも未来でもなく「いま」このとき。**「いま」に意識を向ける**ことが、心にとっても体にとっても、いちばん心地よいのです。

過去の自分を悔やんでも、後悔は解消されません。未来を変えようと頭で考えすぎても、そのとおりになるとは限りません。

でも、どうしても過去や未来を考えてしまう。そんな自分に気がついたら、お風呂で**マインドフルネス瞑想**をしましょう。マインドフルネスとは、**雑念を払い、ただ「いま」だけに集中**している心のあり方。その手法として用いられるのが、マインドフルネス瞑想です。その効果は、**直感力や想像力・集中力が高まる、ストレスが解消される、よく眠れるようになる**など、いっぱい！

一人きりで裸の自分と向き合える**お風呂は、マインドフルネス瞑想に最適**の場所です。心地よく湯ぶねにつかり、意識の向かう先を「いま」に集中すれば、こりかたまった考えも「ま、いっか」と自然に手放すことができます。

お風呂は静かに心を落ち着ける修業の場にもなります

禅宗では、食堂、お手洗い、浴室は、静かに黙って心を静めるたいせつな修行の場所として「三黙堂」といわれています。

仕事や育児などでストレスがたまったら、入浴中に大声で歌うのもおすすめですが、あれこれ考えが散らかるときには、何もしゃべらず、静かに心を落ち着けるとよいでしょう。

次のページから
マインドフルネス入浴法の具体的な方法をお伝えします。

マインド風呂ネス⁉

心の疲れをリセット！

マインドフルネス入浴法

ゆったりと湯ぶねにつかって
体とともに心もゆるませましょう。

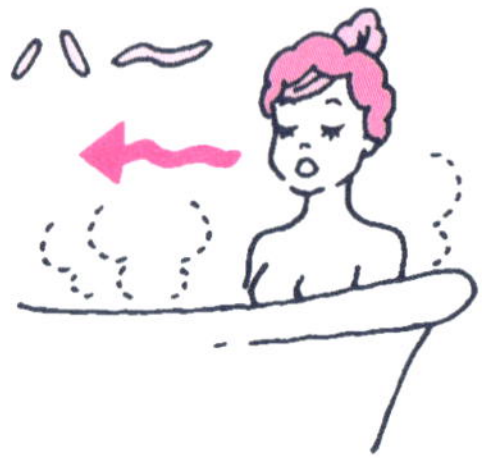

Step 1 ゆっくり呼吸をして「いま」に意識を向ける

息をするたびに声を出す

息を長く吐くほど、副交感神経が優位になり、心拍数が減少します。湯ぶねでは、ゆっくり呼吸を繰り返しましょう。吐くときに自然にもれる声は、心が休まるまで何度も出しつづけて。お風呂の中で呼吸すると、あたたかい湿気でのどもうるおいます。

体が感じることをじっくり味わう

湯ぶねにつかる、つま先に熱を感じる、髪の毛を洗う、汚れが落ちる……お風呂の中で自分の体が感じたことを実況中継のように心に響かせましょう。一つ一つの手順をじっくりと味わうだけで、意識のほこ先をいまこの瞬間のでき事に向けられます。

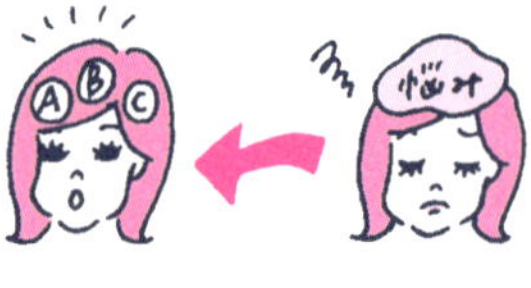

step 2 心地よくつかりながら考え方のトレーニング

きょう見つけた いいことに 思いをめぐらす

脳は意識が向くものを特に認識しやすい構造になっています。ですから湯ぶねの中では、きょう見つけたすてきなことや美しかったものなどに思いをめぐらせましょう。これを毎日繰り返すと、いいことばかりが目につく習慣がつき、幸福感を感じる頻度が高くなります。

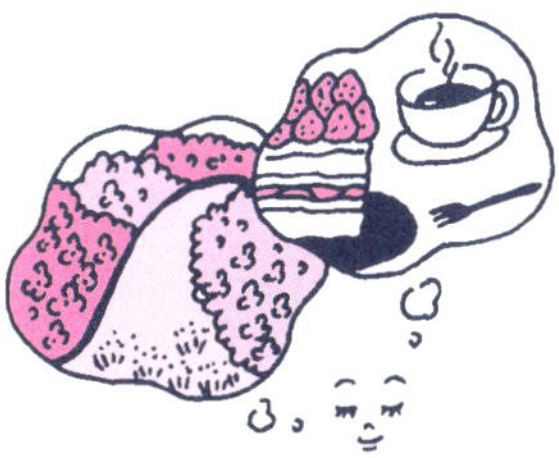

自分を思いっきり ほめる

さらに湯ぶねの中で、自分のことを声に出してほめてみて。目標は「1日3つ」。耳から入った自分を肯定する言葉は、自己肯定感アップの効果が絶大です。自分を否定しがちな人や自信のない人こそやってほしい！ 大げさにほめてOKです。

ほかの考え方を探してみる

負の感情から抜け出せないときは、ほかにどんな考え方があるか、湯ぶねの中で考えてみましょう。ほんわか気分で考え方のトレーニングをするうちに、考え方の幅が広がり、それに伴い、感情もほぐれていきます。それだけでストンと腑に落ちることも。

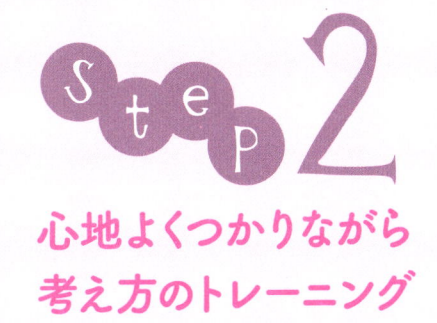

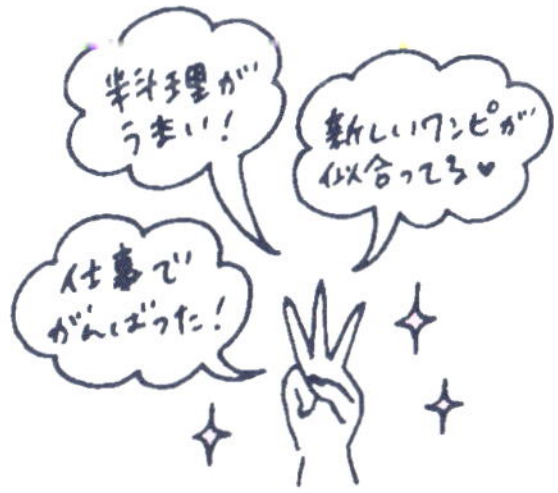

料理がうまい！
新しいワンピが似合ってる♥
仕事でがんばった！

Step 3
負の感情を手放し
幸せ感を味わう

いやなことは
シャワーで洗い流す

もしも、いやなことや悪いことを思い出してしまったら、シャワーで排水溝に洗い流すイメージをしてみて。グチや悪口を言ったり、いやなことを思い出すと、当時の負の感情がよみがえります。いやなことは思い出さない、言わないのが正解です。

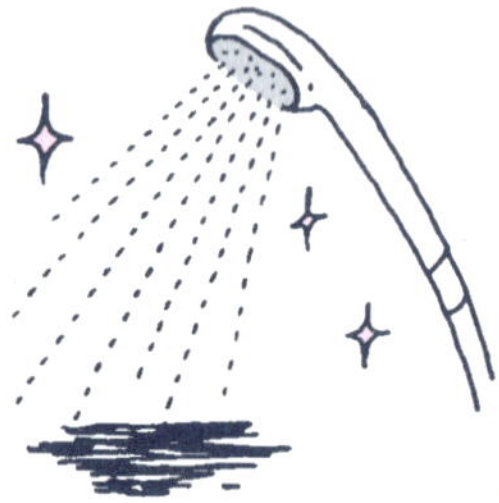

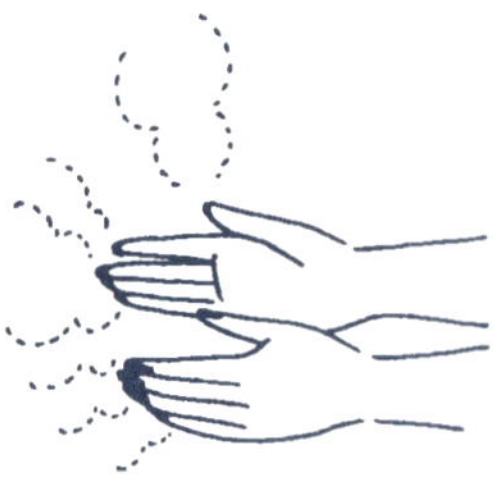

指先の
あたたかさを
イメージする

仕事や習い事で毎日充実しているのに、なぜかモヤモヤ。そんなふうに自分の感情に違和感がつきまとうなら、腕を浴槽から出したり、ふたの上に手のひらを上に向けてのせたりして、指の先がじんわりとあたたかくなることをイメージ。指先のあたたかさが増したら、副交感神経が優位になった証拠。

「マインド風呂ネス」で心が変わる、人生が変わる！

マインドフルネス入浴法を実践して、「ふわぁ」と**あくびが出たら成功**。副交感神経が優位になっています。その夜はぐっすり眠れて、翌日を心身ともにスッキリして迎えられるでしょう。

マインドフルネス入浴法を実践すると、自分の好きなところがスラスラと言えるようになるのもスゴイところ。教室の生徒さんたちが実践すると、恋人やパートナーができる人が多いのは、お風呂で「**いいところ」を見る習慣**がついたからかもしれません。「いいところ」を見ると、自分のことも人のことも好きになれるのです。

当たり前に入っていたお風呂の入り方を見直すだけで、ものの見方や考え方がガラリと変わる。まさに**お風呂は人生が変わる魔法**なのです！

小林麻利子

気になる　体のトラブル＆キーワード別　Index

■小崎智照，伊那深雪，安河内朗，(2004)「午前中の異なる光強度によるメラトニン分泌開始時刻（DLMO）への作用ならびに概日リズム位相との関係」，『日本生理人類学会誌』，p7-11、2004

メーカーお問い合わせ先

アートクライム	http://www.artclimb.jp/
RMK	https://www.rmkrmk.com/
アラミック	http://www.arromic.co.jp
ANBAS	http://www.anbas.co.jp
伊勢藤	http://www.isetou.com
エス・ハート・エス	http://www.s-heart-s.net/
オムコ東日本	http://justme-series.com/
花王	https://www.kao.co.jp/bub/
カクダイ	http://kakudai.jp
クリナップ	http://cleanup.jp/
グリーンエージェント	http://luminara.jp
グローエ	https://www.grohe.co.jp/
ココバリ	https://www.coco-bari.com
健草医学舎	http://www.pranarom.co.jp
佐藤計量器製作所	http://www.sksato.co.jp
SANEI	https://www.san-ei-web.co.jp
サンパック	http://www.sunpac.co.jp/
シチズン・システムズ	http://www.citizen-systems.co.jp/electronic/health/support.html
セレンディップ	http://www.serendip-online.jp/fs/serendip/c/contact
ソニー	https://www.sony.jp/
大源製薬	http://e-daigen.co.jp/
タカギ	https://hi.takagi.co.jp/contact/
田中金属ホールディングス	http://www.tanakakinzoku.com
TOTO	https://jp.toto.com/support/qa/access.htm
東レ（トレビーノ）	http://www.torayvino.com
常盤薬品工業	http://www.tokiwayakuhin.co.jp
ドリームズ	http://www.dreams6.com/
ドンキーボックス	http://www.don-x.com/
西松屋	https://www.24028.jp/inquiry
ノーリツ	http://www.noritz.co.jp/
ハシートップイン	https://www.hashy-topin.com/contact
パナソニック（頭皮エステ）	https://panasonic.jp/beauty/
パナソニック（保温浴槽）	http://sumai.panasonic.jp/bathroom/#Rtab3
藤栄	http://www.fujiei.co.jp/
ヘルス	https://healthlab.shop-pro.jp
ホットタブ重炭酸湯	https://tansan-tablet.com/
ミズタニバルブ工業	http://www.mizutani-v.co.jp
持田ヘルスケア	http://hc.mochida.co.jp/
ヤングビーナス	http://www.youngvenus.co.jp/
LIXIL	https://www.lixil.co.jp/

参考論文

■上村佐知子ら、簡易脳波、深部体温と遠位・近位皮膚温から見た温泉浴の睡眠への効果，不眠研究、112－117、2012
■Shibui,K.,Uchiyama,M.,Okawa,M.,Kubo,Y.,Kim,K.,Liu,X.,Kamei,Y.,Hayakawa,T.,Akamatsu,T.,Ohta,K.,and Ishibashi,K.;Diurnal fluctuation of sleep propensity and hormonal secretion across the menstrual cycle,Bool Psychiatry,48,1062-1068,2000
■西村直記、池田敬祐、工藤道誠、泉浴の有用性の検討、日本温泉気候物理医学会雑誌第79巻第1号36-58、2016
■野尻明子ら、バスタブ浴とシャワー浴が若年健常人の睡眠に及ぼす影響、日本温泉気候物理医学会雑誌　第79巻第1号　36-58、2016
■前田眞治ら、妊娠後期における炭酸温水入浴の胎児心拍数と子宮収縮率への影響、日本温泉気候物理医学会雑誌第79巻第1号36-58、2016
■岡本潔，久保田一雄，倉林均，他：人工芒硝重曹泉浴の降圧効果について．日温気物医誌;54:211-214.1991
■Kräuchi K, Cajochen C, Werth E, WirzJustice A. Warm feet promote the rapid onset of sleep. Nature.; 401: 36-7. 1999
■美和千尋，杉村公也，川村陽一，出口晃，岩瀬敏、40℃入浴時の循環動態と体温調節機能の変化における加齢の影響、日本温泉気候物理医学会雑誌 65 巻 4 号 187-193、2002
■井奈波良一、入浴と熱中症、日本温泉気候物理医学会雑誌 / 75巻 1 号 / 書誌、p. 1-2、2011
■Pache M, Kräuchi K, Cajochen C, WirzJustice A, Dubler B, Flammer J, Kaiser HJ. Cold feet and prolonged sleep-onset latency in vasospastic syndrome. Lancet. ; 358: 125-126.2001
■Kräuchi K, Gasio PF, Vollenweider S, Von Arb M, Dubler B, Orgül S, Flammer J, Stutz EZ. Cold extremities and difficulties initiating sleep: evidence of co-morbidity from a random sample of a Swiss urban population. J Sleep Res. ; 17: 420-426、2008
■永井克也，「嗅覚と聴覚の刺激による自律神経変化―体内時計とヒスタミン神経系の関与―」，『Equilibrium Research』 Vol. 71(3) 207-213,2012
■Niijima A: Effects of taste stimulation on the efferent activity of the autonomic nerves in the rat. Brain Res Bull 26: 165―167, 1991
■西村直記ら，異なる入浴様式による加齢臭の除去・抑制効果、日本生気象学会雑誌 50 巻 2 号 107-115 2013
■伊藤要子ら，全身入浴またはシャワー浴の継続がその後の入浴によるHSP70に及ぼす影響，日本温泉気候物理医学会雑誌 / 78 巻(2014) 1 号 p30-31,
■有田広美，大島千佳，他：自律神経活動からみたホットパック温罨法のリラクゼーション効果‐頸部と腰部の施行部位を比較して‐，日本看護研究学会雑誌，29 (3)，254，2006.
■藤田直子，山勢博彰，他：頸部温罨法が与えるリラクゼーション効果，日本看護技術学会第9回学術集会講演抄録集，95，2010.
■Tanida M, Shen J, Nakamura T, et al.:Daynight difference in thermoregulatory responses to olfactory stimulation. Neurosci Lett 439: 192―197, 2008
■Shen J, Niijima A, Tanida M, et al.: Olfactory stimulation with scent of lavender oil affects autonomic nerve, lipolysis and appetite in rats. Neurosci Lett 383: 188―193, 2005
■Tanida M, Niijima A, Shen J, et al.: Olfactory stimulation with scent of lavender oil affects autonomic neurotransmission and blood pressure in rats. Neurosci Lett 398: 155― 160, 2006
■榎本みのり，岡田（有竹）清夏，樋口重和，肥田晶子，北村真吾，三島和夫，メラトニン分泌開始時刻（DLMO）と入眠潜時の関係，不眠研究 201155－56, 2011.

小林麻利子（こばやし　まりこ）

京都府生まれ。大学卒業後、大手メーカーに就職。退職後、生活習慣改善サロン「Flura」を開業。「美は自律神経をととのえることから」を掲げ、最新のデータや研究をもとに、サロンを訪れる女性に睡眠や入浴など日々のルーティンを見直す指導を行う。これまで延べ1700名の女性の悩みを解決し、サロンの1年半先まで予約待ち。ナイトケアアドバイザー、睡眠改善インストラクター、温泉入浴指導員、ヨガインストラクター、アロマテラピーインストラクター、食生活管理士、上級心理カウンセラー。一児の母。現在は講演活動やweb連載のほか、テレビや雑誌などでも活動中。著書に『美人をつくる熟睡スイッチ』(ジーピー)、『あきらめていた「体質」が極上の体に変わる』(ダイヤモンド社)がある。

Staff

ブックデザイン	GRiD
イラスト	三浦麻衣
撮影	佐山裕子（主婦の友社）
ヘアメイク	山下光理
構成・文	池田純子
協力	名和裕寿、原あかり（株式会社SDM）
編集協力	石井希和
編集担当	志岐麻子（主婦の友社）

ぐっすり眠れる、美人になれる！
読むお風呂の魔法

2018年11月20日　第1刷発行
2019年11月30日　第4刷発行

著　者　小林麻利子
発行者　矢嶋謙三
発行所　株式会社主婦の友社
〒112-8675
東京都文京区関口1-44-10
03-5280-7537（編集）
03-5280-7551（販売）
印刷所　大日本印刷株式会社

■本書の内容に関するお問い合わせ、
また、印刷・製本上の不良がございましたら、
主婦の友社（電話03-5280-7537）にご連絡ください。
■主婦の友社発行の書籍・ムックのご注文は、
お近くの書店か主婦の友社コールセンター（電話0120-916-892）まで。
＊お問い合わせ受付時間　月～金（祝日を除く）　9：30～17：30
■主婦の友社ホームページ　https://shufunotomo.co.jp/

© Mariko Kobayashi 2018 Printed in Japan
ISBN978-4-07-433710-1

Ⓡ本書を無断で複写複製（電子化を含む）することは、著作権法上の例外を除き、禁じられています。本書をコピーされる場合は、事前に公益社団法人日本複製権センター（JRRC）の許諾を受けてください。また本書を代行業者等の第三者に依頼してスキャンやデジタル化することは、たとえ個人や家庭内の利用であっても一切認められておりません。
JRRC〈 https://jrrc.or.jp/　eメール：jrrc_info@jrrc.or.jp　電話：03-3401-2382〉